儿科护理速查手册

丛书主编 顾 莺

新生儿稳定转运照护

主 编 胡晓静
审 阅 张玉侠

世界图书出版公司
上海·西安·北京·广州

图书在版编目（CIP）数据

新生儿稳定转运照护 / 胡晓静主编. -- 上海：上海世界图书出版公司, 2019.4
（儿科护理速查手册 / 顾莺主编）
ISBN 978-7-5192-5387-5

Ⅰ. ①新… Ⅱ. ①胡… Ⅲ. ①新生儿疾病－险症－护理 Ⅳ. ①R473.72

中国版本图书馆CIP数据核字（2018）第285057号

“长三角极超低出生体重早产儿精细化照护技术的联合攻关项目”
（项目编号：18495810800）

书　　名　新生儿稳定转运照护
　　　　　Xinsheng' er Wending Zhuanyun Zhaohu
主　　编　胡晓静
审　　阅　张玉侠
责任编辑　芮晴舟
装帧设计　袁　立
出版发行　上海世界图书出版公司
地　　址　上海市广中路 88 号 9－10 楼
邮　　编　200083
网　　址　http://www.wpcsh.com
经　　销　新华书店
印　　刷　上海景条印刷有限公司
开　　本　889mm × 1194mm　1/64
印　　张　2.5
字　　数　120 千字
版　　次　2019 年 4 月第 1 版　2019 年 4 月第 1 次印刷
书　　号　ISBN 978-7-5192-5387-5/R · 477
定　　价　50.00 元

1.2.3 葡萄糖利用增加

高危人群

所有患病婴儿包括早产儿、小于胎龄儿以及感染、休克、呼吸心脏疾病，低体温或者低氧血症者。在有氧环境下，血中的氧含量足够满足组织需要，葡萄糖代谢产生能量。应激状态的婴儿通常比健康的新生儿有较高的能量需求，很快消耗他们的糖原储存。缺氧婴儿（指那些氧传递到组织的量减少，细胞不能维持正常功能），机体就需要依赖无氧糖酵解来产生能量。无氧糖酵解效率很低，大量的葡萄糖消耗产生很少的能量。但是这种代谢类型在短时间内，经常仅仅几分钟，可以提供维持细胞功能的足够能量。在有氧状态下，细胞内足够的氧气存在时，葡萄糖代谢为三磷腺苷（ATP）。每一分子的葡萄糖可以通过Krebs循环（细胞内）进行代谢，产生36分子的ATP能量。而在无氧状态下，当细胞内氧含量很低的时候，每分子的葡萄糖代谢仅仅产生2分子的ATP。细胞外葡萄糖代谢为丙酮酸，再进一步代谢为乳酸。无氧糖酵解在血气分析中表现为pH值低、HCO_3^-低、碱缺失高。

1.2.4 总 结

处于低血糖高风险的婴儿：

（1）早产儿（＜37周）；

（2）小于胎龄儿（SGA）；

（3）糖尿病母亲婴儿（IDM）；

（4）大于胎龄儿（LGA）；

（5）应激、疾病状态婴儿，尤其是具有围生期应激史、呼吸窘迫、窒息、休克、低体温、败血症以及心脏疾病；

（6）母亲用特殊药物的婴儿：

- β 拟交感神经药物（例如，特布他林、麻黄碱、用于治疗早产）；
- β 受体阻滞剂（例如，拉贝洛尔、普萘洛尔、用于治疗高血压）；
- 氯磺丙脲（用于治疗 2 型糖尿病）；
- 苄噻嗪利尿剂；
- 孕晚期使用三环抗抑郁药。

1.3 床旁血糖监测

大部分的医疗单位都是使用床旁监测的方法来进行血糖的评估。床旁监测法包括监测全血血糖，一般会比血浆血糖低10%~15%。另外，床旁监测的方法有时候可能不可靠，导致过度治疗或者治疗不及时。一般来说，血糖值越低，筛查结果越是不准。监测血糖的工具可以根据各医疗单位使用的仪器即可。

如果床旁血糖低，可以通过实验室检测一下血浆血糖的值并做以比较。但是，不能因为等待结果而延误治疗。

早产儿的特殊情况

液体需要量：早产儿需要的液体量多于足月儿，因为早产儿的皮肤发育不完善，角质层缺乏，更容易发生水分经皮的丢失。水分丢失的原因很多，包括皮肤发育不成熟，使用远红外辐射床、蓝光治疗等。

高血糖：早产儿，尤其是那些孕周低于32周的早产儿，当输注10%的葡萄糖80 mL/(kg·d)时可能会发生高血糖[血糖超过8.4 mmol/L(150 mg/dL)]。这是因为他们的内分泌系统不成熟，如果血糖持续升高，咨询主治医师获得液体管理方面的指导。早产儿可能因为葡萄糖不耐受以及不显性失水的增加而需要低浓度的葡萄糖、稍快一点的补液速度。

1.4　低血糖的症状

有些婴儿低血糖但是不会表现出任何症状；因此持续监测危重婴儿的血糖非常重要，特别是那些有低血糖风险的婴儿。如果观察到以下症状，可能是血糖低了，婴儿可能需要紧急输注葡萄糖进行治疗。记住，这些症状也可能是其他问题引起的：

- 紧张不安；
- 易激惹；
- 肌张力低；
- 萎靡；
- 高调哭声或者哭声微弱；
- 低体温；
- 吸吮动作不协调；
- 呼吸过快；
- 发绀；
- 呼吸暂停；
- 抽搐。

1.5 危重婴儿的目标血糖水平

低血糖的准确定义目前还存在争议。但是，有学者提出低血糖意味着“血糖不够或者利用不足，不能够满足机体对糖的需求”。这不意味着永久性损害，但是将血浆血糖水平回复到正常范围是非常必要的，一般认为血浆血糖的正常范围是2.8~6.2 mmol/L（50~110mg/dL）。

对于需要重症监护的危重儿来说，如果血糖低于2.8 mmol/L（50 mg/dL），即便婴儿没有表现出任何低血糖的症状，也需要进行血糖的纠正。

任何时候都要保持血浆葡萄糖水平维持在2.8~6.2mmol/L（50~110mg/dL），所有的低血糖婴儿都应根据其孕周和引起低血糖的原因进行个体化的评估。

1.6 静脉补液治疗

建立静脉通路，输注10%的葡萄糖，不要添加电解质，以80mL/(kg·d)的液体量进行输注。这可以提供5.5mg/(kg·min)的糖速，这个糖速与健康新生儿禁食时候的肝脏葡萄糖产生的速度[4~6mg/(kg·min)]差不多。如果不是高胰岛素血症的低血糖婴儿，例如是因为糖原储存不足(早产儿、小于胎龄儿)或者那些葡萄糖利用增加的婴儿，应用10%的葡萄糖80mL/(kg·d)的剂量应该可以满足维持血糖在2.8mmol(50mg/dL)以上，下面总结了静脉开始提供给危重儿液体治疗的剂量以及每小时的输注速度，也总结了不同输注速度和葡萄糖浓度时的葡萄糖的剂量。

如果婴儿出生超过24h，可能需要添加电解质。

临床小贴士：转运团队的评估

当转运团队到达后，他们会评估宝宝的病史、诊断以及目前的情况，然后决定是否更换静脉液体以及输注速度。所有的措施都是为了维持婴儿的稳定。

1.6.1 危重婴儿如何开始静脉液体治疗

(1)不添加电解质，10%葡萄糖80mL/(kg·d)。

(2)通过输液泵持续输注。

(3)如果婴儿出生后超过24h，可能有必要添加电解质。

1.6.2 计算每小时的输注速度，以提供80mL/(kg·d)的量

(1)目标量：80mL/(kg·d)

1)体重×80

2)计算每小时的速度=(千克×80)/(24mL·h)

（2）举例：体重1800g婴儿

1）总量=1.8×80=144(mL)

2）每小时速度=144/24=6mL/h

3）如果是小数可以近似到最接近的整数

4）通过输液泵输注液体6mL/h

1.6.3 不同葡萄糖浓度和输注速度提供的葡萄糖量和糖速（表1-1）

表1-1 不同葡萄糖浓度和输注速度提供的葡萄糖量和糖速

葡萄糖%	输注速度[mL/(kg·d)]	24h的葡萄糖量(g)	糖速[mg/(kg·min)]
10	60	6	4.2
10	80	8	5.5
10	100	10	6.9
12.5	60	7.5	5.2
12.5	80	10	6.9
12.5	100	12.5	8.7
15	60	9	6.3
15	80	12	8.3
15	100	15	10.4

如果危重婴儿不能肠内营养，血糖低于 2.8 mmol/L（50 mg/dL），按照以下步骤开始静脉输注葡萄糖，如果是能够耐受经口喂养的婴儿，只有在血糖非常低的时候可能需要开始静脉治疗。

注意：如果床旁血糖监测低于2.8 mmol/L（50 mg/dL），开始以下治疗。同时抽取血浆葡萄糖以确定血糖值是否准确，但是不能因为等待结果而延误治疗。

1）开始静脉输注10%葡萄糖 80 mL/（kg·d）。

2）推注10%葡萄糖 2 mL/kg，速度1 mL/min（这个剂量相当于200 mg/kg或者3.3 mg/（kg·min））。为了避免高血糖或者低血糖反弹，不要应用25%葡萄糖或者50%GS。

3）推注葡萄糖或者增快输注速度后15~30 min后要复测血糖。

4）如果血糖再次出现低于或者等于2.8 mmol/L(50 mg/dL)，重复推注10%葡萄糖 2 mL/kg。

5）如果推注了2次糖之后血糖仍然不能稳定在2.8 mmol/L（50 mg/dL）以上，再重复推注，液体速度增加到100 mL或者120 mL/（kg·d），如果婴儿不能耐受高液体量，可以考虑增加葡萄糖的浓度。

注意：如果婴儿是因为高胰岛素血症而导致的低血糖，可能需要增加糖浓度，使用12~15 mg/（kg·min）(或更高)的糖速，这就意味着葡萄糖的浓度要超过12.5%，超过这个糖浓度需要通过中心静脉输注（脐静脉导管，经外周置入中心静脉导管，或者外科放置中心静脉导管）。

6）持续每30~60 min评估血糖，直到连续2次血糖检测超过2.8 mmol/L(50 mg/dL)。关注血糖变化趋势，根据临床决定血糖监测次数什么时候可以减少。

7）这些处理之后如果血糖仍然低于正常，转运团队应咨询上级讨论下一步如何处理。

临床小贴士：重症监护室护士开始静脉治疗的建议

使用无针系统，防止针刺伤，关于静脉导管的型号以及如何固定静脉导管都应该按照常规进行。

1）两人开始静脉治疗，一人安抚婴儿，一人准备物品放置静脉导管。

2）放置静脉导管是疼痛性的操作，注意做好镇痛，例如安慰奶嘴和糖水的使用，必要时可以使用镇痛药物。

3）可以使用血管可视化装置辅助穿刺。

4）开始留置导管前认真消毒皮肤。

5）尽可能不穿刺头皮静脉，穿刺静脉前可以使用酒精擦拭，这可以帮助扩张血管，酒精挥发快，婴儿不会觉得刺痛。

6）穿刺某些部位之前应该触摸血管是否有搏动，如果有搏动可能是动脉，如果穿刺后推送生理盐水时皮肤发白可能是动脉，应该立即拔出导管，并按压较长的时间，以保证不出血。

7）穿刺时动作要非常慢，因为危重婴儿血压低，回血慢，如果动作快可能会损伤血管。一看到回血应该缓慢推送导管入血管。

8）使用无针输液系统，防止意外针刺伤，如果有针头应立即扔进利器盒。

1.7 脐动静脉的留置和管理

1.7.1 脐动脉插管长度的计算

见图1－1，在体表测量新生儿肩部顶端至脐带的2条平行直线之间的距离，确定插管所需要的长度。

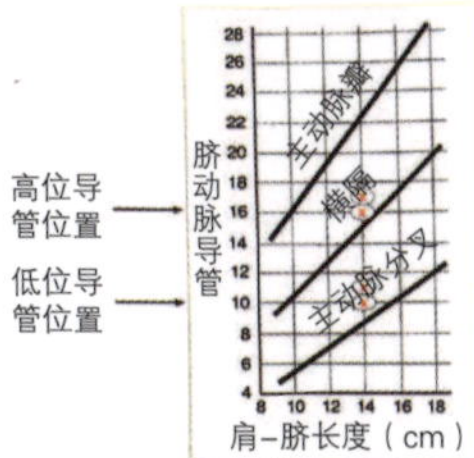

图 1-1 脐动静脉插管长度计算

1.7.2 根据体重进行计算

计算公式为：

- ■ 高位插管长度（cm）=4×体重（kg）+7cm；（Wright公式）；
- ■ 高位插管长度（cm）=3×体重（kg）+9cm；（Shukla公式）；
- ■ 低位插管长度（cm）=体重（kg）+7cm。

上述公式计算出的长度还应加上脐带根部的长度。

1.7.3 脐静脉插管长度的计算

见图1－1，在体表测量新生儿肩部顶端至脐部的距离，确定插管所需要的长度。

1.7.4 根据体重进行计算

计算公式为：

- ■ 插管长度（cm）=1/2（3×体重+9cm）+1cm；
- ■ 插管长度（cm）=1.5×体重+5.5cm；

■ 计算出的长度还应加上脐带根部的长度。

计算长度只是估计长度而已，插管后需要X线摄片精确定位插管末端位置。可以选择X线平片、侧位片拍摄、床边超声等方法定位导管末端位置。

1.7.5　脐动脉置管注意事项

（1）因脐动脉往往呈弯曲状态，故导管插入时应慢慢向前推进，避免穿破动脉壁进入间质，撑开脐动脉时稍用力拉直脐带，对导管顺利插入有帮助。

（2）动脉插管过程中，进入腹壁皮肤会有阻力，可适当施力通过，但动作不能过于粗暴，不能强行插入。

（3）脐动脉插入最远部位为T6~T10，插入最低部位为L3～L4，插管末端主要为避开腹主动脉供血腹腔各个脏器的重要分支，注意插管位置准确性非常重要，可以避免一系列并发症发生。脐动脉插管不同末端位置造成并发症见表1–2。

（4）脐动脉插管意外脱管出血时，沿着脐动脉走形方向，用手捏紧婴儿的脐带下方的皮肤至少5min以达到止血效果。

（5）不同的医疗中心有经脐动脉插管输注不同药物、液体和血液的报道，但禁忌输注血管活性药物、抗生素、高渗透压等液体。管道冲洗和持续泵注液体使用0.25～1U/mL肝素化生理盐水，可以降低插管堵塞和血栓形成，但不会增加肝素相关的并发症如新生儿颅内出血的发生率。

表1–2　不同位置脐动脉插管并发症比较

X线摄片位置	解剖位置	连累到此区域血供造成的并发症
低于L5	坐骨神经	臀大肌坏死/髂骨、会阴、坐骨神经梗死坏死

（续表）

X线摄片位置	解剖位置	连累到此区域血供造成的并发症
L5	主动脉分叉处	动脉穿孔/误入主动脉夹层
T10～L2	腰膨大动脉	肌肉瘫痪
T12～L1	肠系膜上动脉	肠内微血栓/NEC
L1～L2	肾动脉	近胰腺位置输注含糖液体，反应性低血糖 肾动脉微血栓 肾栓塞 肾功能衰竭
T11～L1	腹主动脉	近胰腺位置输注含糖液体，反馈性低血糖

1.7.6 脐静脉置管注意事项

（1）出生后第一周新生儿使用多腔的脐静脉导管可以减少外周静脉通路的需求，单腔与多腔脐静脉导管相比，导管相关的并发症如感染、血栓、导管异位等没有明显差异，但是导管的堵管发生率与多腔脐静脉导管使用率呈正相关。

（2）插管过程中，插入2～4cm即可抽到回血，继续送管直到预定长度，再次抽到回血且回血通畅后再固定导管。导管必须经X线摄片定位导管末端位置。密切观察婴儿面色、意识，注意有无周围组织缺血等并发症。

（3）脐静脉的导管末端应该位于静脉导管以及肝静脉以上的下腔静脉之中，在肝脏和膈肌以上。正确的导管末端位置非常重要。

（4）脐静脉意外脱管出血时，沿着脐静脉走向，用手指捏紧脐带上面的腹部皮肤达到止血目的，如果用力按压脐带残端不能达到止血目的，腹部额外受压引起呼吸做功增加。

1.8 血糖关键点总结

（1）危重儿出生后暂时禁食，不提供肠内营养。

（2）开始10%葡萄糖80mL/（kg·d）（不含电解质）通过外周或脐静脉进行输注，如果出生24h后可以考虑添加电解质。

（3）密切监测血糖维持血糖在2.8~6.2mmol/L（50~110mg/dL）。

（4）如果静脉液体通过脐静脉给予，需要加入0.5~1U肝素/mL液体。

（5）如果血糖低于2.8mmol/L（50mg/dL），推注2mL/kg的10%的葡萄糖，同时要持续给予10%葡萄糖输注，80mL/（kg·d）。

（6）15~30min监测一次血糖：推注糖后；开始静脉输液后；一开始或者之后发生低血糖的婴儿。

（7）根据婴儿的情况、低血糖的危险因素以及临床需要进行血糖监测频次的制定。

（8）外周静脉最多只能输注12.5%的葡萄糖，如果高于这个浓度需要经过中心静脉输注。

（9）如果血糖高于8.3mmol/L（50mg/dL），并且不下降，可能是因为葡萄糖不耐受，特别是对于小早产儿，或者是一种应激反应，转运团队进行咨询后处理。

参考文献

［1］Rojas MA, Shirley K, Rush MG. Perinatal Transport and levels of Care. In: Gardner SL, Carter BS, Enzman-Hines M, Hermandez JA, eds. Merenstein & Gardner's Handbook of Neonatal Intensive Care 7ed. St. Louis: Mosby Elsevier; 2011: 39-51.

［2］Kleinman ME, Chameides L, Schexnayder SM, et al. Part 14: Pediatric Advanced Life Support: 2010 American Heart Association Guidelines for Cardiopulmonary Resuscitation and Emergency Cardiovascular Care. Resuscitation 2010;122: s876-s908.

［3］Karlsen KA, Trautman M, Price-Douglas W, et al. National survey of neonatal transport teams in the United States. Pediatrics 2011; 128:685-691.

［4］Tita AT, Lai Y, Landon MB, et al. Timing of elective repeat cesarean delivery at term and maternal perioperative outcomes. Obstet Gynecol 2011;117:280-286.

［5］Ferrieri P, Wallen LD. Neonatal Bacterial Sepsis. In: Gleason CA, Devaskar SU, eds. Avery's Diseases of the Newborn. 9th ed. Philadelphia: Elsevier Saunders; 2012:538-550.

［6］Puopolo K. Bacteria and Fungal infections. In: Cloherty JP, Eichenwald EC, Hansen AR, Stark AR. Eds. Manual of neonatal care. 7th ed. Philadelphia: Wolters Kluwer/ Lippincott Williams & Wilkins;2012: 624-655.

［7］Philipps AF. Oxygen consumption and General Carbohydrate Metabolism of the Fetus. In:Polin RA, Fox WW, Abman SH, eds. Fetal and Neonatal Physiology. 4th ed. Philadelphia:

Elsevier Saunders; 2011: 535–549.

[8] Song C, Upperman JS, Niklas V. Structural Anomalies of the Gastrointestinal Tract. In: Gleason CA, Devaskar SU, eds. Avery's Diseases of the Newborn. 9th ed. Philadelphia: Elsevier Saunders; 2012: 979–993.

[9] Andersohn F, Schade R, Suissa S,et al. Long–term use of antidepressants for depressive disorders and the risk of diabetes mellitus. Am J Psychiatry 2009; 166: 591–598.

[10] Stanley C, Hardy O. Pathophysiology of Hypoglycemia. In: Polin RA, Fox WW, Abman SH, eds. Fetal and Neonatal Physiology. 4th ed. Philadelphia: Elsevier Saunders; 2011: 568–575.

[11] Gabbe SG, Landon MB, Warren–Boulton E, et al. Promoting health after gestational diabetes: a national diabetes education program call to action. Obstet Gynecol 2012; 119: 171–176.

[12] Barrington KJ. Umbilical artery catheters in the newborn: effects of position of the catheter tip. Cochrane Database Syst Rev 2000: CD 000505.

第2部分　体温管理

2.1　体温——概述

有结果表明，低体温的发生率和致死率是可以通过预防来降低的，特别是对早产儿。所以，帮助婴儿维持正常体温和防止体温过低在维持婴儿稳定中是非常重要的。

2.1.1　无论是正常婴儿还是疾病状态的婴儿，维持正常体温都是必要的

贯穿整个新生儿期的常规护理都要注意保暖。对健康的足月婴儿来说，保暖的方法包括：将湿的床单移走，用温暖的毯子包裹婴儿，把婴儿放置在母亲的胸前做皮肤与皮肤接触的袋鼠式护理，给婴儿戴帽子，给婴儿穿衣服。然而对于危重儿或者早产儿，就会经历复苏操作或者其他的维持婴儿稳定的操作。婴儿通常是裸露地躺在远红外辐射台上方便观察和进行各种侵入性操作。每当婴儿被放置在远红外辐射台上时，婴儿体温的维持应通过体温探头的监测来进行相应的调整。在复苏和稳定的过程中，寒冷的刺激会导致体温过低的风险显著增加，因此，应特别注意防止体温过低。

2.1.2　早产儿和低出生体重儿特别容易发生低体温

婴儿通常很难平衡热量的丢失和热量的产生；这一问题在早产儿或小于胎龄儿中更为明显。导致这个问题的主要因素包括较大的体表面积与身体质量比，脂肪量减少，薄而不成熟的皮肤，以及棕色脂肪量少。当婴儿出生时体重不足1500 g，问题就会更加突出。如果不对热损耗加以保护，婴儿的体温会迅速下降。

2.1.3 婴儿经历长时间的复苏或疾病危重会增加低体温的风险

需要长时间复苏的婴儿通常是处于缺氧状态；因此，棕色脂肪无法代谢。此外，这些婴儿通常肌张力减退，不能通过肌肉屈曲和活动来产生热量。

那些危重婴儿，包括那些有感染或心脏问题的婴儿通常都会表现出体温过低。有腹裂或脊柱裂的婴儿由于体表面积增加导致热量丢失。在任何时候都应特别警惕和防止热量损失。

2.2 低体温的危险因素以及机体如何应对低体温

2.2.1 低体温的危险因素

（1）早产儿，低出生体重的婴儿特别是那些出生体重低于1500 g的婴儿。

（2）小于胎龄儿。

（3）需要长时间复苏的婴儿，尤其是那些缺氧的婴儿。

（4）合并感染、心脏、神经、内分泌和外科问题，特别是那些有开放性身体缺陷的婴儿热量的丢失会加重。

（5）因镇静剂、止痛剂、肌肉松弛剂或麻醉剂而使活动减少或肌张力减退的婴儿。

2.2.2 婴儿的正常核心温度是多少，什么是体温过低？

正常核心(直肠)温度在36.5~37.5℃。世界卫生组织对婴儿轻度、中度和重度低体温的定义如下：

轻度低体温：核心温度在36~36.4℃；

中度低体温：核心温度在32~35.9℃；

严重低体温：核心温度低于32℃。

早产儿更容易发生低体温，然而，对于早产儿来说轻度、中度和重度低体温还没有不同的定义范围。稳定的足月儿和早产儿突然病情变化，达到重度低体温是疾病恶化的重要标志。

2.2.3 应努力维持体温在37℃

每隔15~30 min测量1次体温直至体温达到正常范围，然后直至婴儿被转运前至少每小时测量体温1次。

2.2.4 足月儿对寒冷应激的正常反应

皮肤和深层组织中的热化学感受器在维持正常体温的过程中起着不可或缺的作用。为了应对寒冷的刺激，一系列的生理反应被激活，目的是减少热量丢失和增加热量的产生。这些生理反应包括收缩四肢血管(外周血管收缩)，增加肌肉屈曲和活动以及代谢棕色脂肪。同时为了增加这些反应的效果，代谢率必须增加，这反过来又增加了身体对氧和葡萄糖的利用。

（1）血管收缩

当婴儿经历冷刺激时，四肢血管收缩。血管收缩防止血液到达皮肤表面而导致热量丢失更多。血液滞留于躯干部位，然而随着持续的血管收缩，输送给组织的氧供随之减少。

（2）增加肌肉活动和屈曲

为了应对寒冷的刺激，婴儿还不具备寒战的能力。相反，他们会通过哭泣和屈曲四肢来提高他们的活动水平，从而使肌肉产热。四肢屈曲同时也减少了体表面积，防止热量的丢失。萎靡或被镇静的足月儿不能对寒冷刺激增加做出这些反应，而且通常他们的四肢是松弛的，从而引起了热量的丢失。

（3）棕色脂肪代谢

棕色脂肪是随着妊娠期的推进而逐渐增加的一种物质，尤其是在妊娠晚期。足月儿棕色脂肪占总体重的2%~6%。棕色脂肪分布于肾脏、肾上腺、纵隔、肩胛下、腋窝和颈部。为了应对寒冷的刺激，去甲肾上腺素被释放到棕色脂肪的神经末梢，促使棕色脂肪代谢或“燃烧”。当发出燃烧信号时，棕色脂肪细胞所产生的能量比身体中其他任何组织的都要多！这种高代谢活动所产生的热量积聚于躯干部位并温暖体循环中的血液。这种产热的过程被称为“非寒战性产热”。

临床小贴士：哪些因素影响了棕色脂肪的代谢能力?

因为棕色脂肪的代谢需要氧和葡萄糖，低血糖的婴儿，极少或几乎殆尽的糖原储备和/或低氧血症的婴儿(组织缺氧不足以满足细胞的需要)，将不能代谢棕色脂肪。此外，如果婴儿的神经系统受损，下丘脑是大脑的一部分，它负责调控体温，可能无法对棕色脂肪发出燃烧信号，以及血管收缩或者肌肉活动增加做出适当的反应。

(4)增加代谢率和耗氧量

即使是开始为轻度的低体温(定义为核心温度低于36.4℃)，代谢率也会增加，从而导致耗氧量和葡萄糖利用增加。如果婴儿早已存在或正处于呼吸窘迫，因低体温而对氧的需求增加可能会使氧合进一步恶化甚至导致低氧血症(低血氧水平)。此时机体依赖无氧代谢将会增加乳酸的产生，这将会存在很大的风险。

体温对代谢率和耗氧量的影响

当体温上升或下降超出正常范围的36.5~37.5℃时，代谢率和耗氧量增加。随着进行性体温降低，婴儿会表现出意识下降、低通气、心动过缓和低血压。缺氧和低体温最终会导致耗氧量减少。这被认为是用来节约氧的一种反应，否则就会被用于产热。如果不及时治疗，因低体温而引起的死亡风险非常高。

临床小贴士：什么是中性温度和中性环境？

中性温度是指最适宜的环境温度，既能维持人体的正常体温，同时机体的耗氧量最少，新陈代谢率最低。

中性环境是指给予婴儿消耗最少的能量以维持正常体温的环境。在暖箱中被护理的早产儿比足月儿需要的环境温度更高。

2.3 热量丢失的机制

身体热量的丢失(与获得)通过四个主要机制：传导、对流、蒸发和辐射。

(1)概念1：热量的丢失是由温暖到寒冷呈梯度下降的

梯度温差越大，热量丢失越快。例如，如果一个人只穿短袖衬衫和裤子站在室外温度10℃ 的多风旷野里，他们的热量丢失会比站在相同环境但室外温度是25℃ 的人快。

(2)概念2：当超出一种热量丢失机制时，热量丢失会更快

用之前那个例子中的人为例。如果突然开始下雨，那个人就会变湿，那么水加风的组合，再加上一个寒冷的环境温度将会大大增加热量的丢失。

2.3.1 传导散热

(1)解释

接触在一起的两个物体之间的热传递，例如，婴儿的身体与另一个物体，像是床垫、磅秤或X线板。两个物体表面之间的温差越大，热量丢失就越快。

(2)你能做些什么来帮助减少传导性热损失

在婴儿的身体与较冷的物体表面之间提供某种形式的隔离。例如，如果给婴儿称重，在磅秤上放置一条温暖的毛毯，把磅秤重新置零，然后再给婴儿称重。

穿衣服和戴帽子是很好的隔离，然而，给危重婴儿穿衣服通常是不实际的。尽可能给婴儿戴帽子。

接触婴儿身体的物品都需先预热。这包括(但不仅限于)床垫、秤、毯子、听诊器、X线板和你的手。

（3）减少烧伤和体温过高的风险

■ 不要过分加热物品表面或将婴儿放置在高于其皮肤温度的物体表面。

■ 不要使用电热毯，因为电热毯中的热量分布不均匀。另外，当微波加热时毯子还有可能会着火。微波炉加热的液体也可能存在热量分布不均的影响，所以不应该以这种方式加热。

■ 千万不要在婴儿的皮肤旁边放置热水袋或手套。

■ 不要加热末梢循环灌注不良处。

2.3.2 对流散热

（1）解释

发生在婴儿的身体热量被气流带走的时候，例如当婴儿被暴露在空气通风口、空调、窗户、门、加热器、风扇、敞开的暖箱窗，以及小床周围的通行道。当环境空气温度降低或空气流速增高时，热损失将会加速。

（2）你能做些什么来帮助减少对流导致的热量丢失

1）如果预先知道婴儿会早产，那么根据世界卫生组织的建议，将产房温度提高到25~28℃。这会降低热丢失的梯度。换句话说，对于婴儿来说在温暖房间的冷却速度会比在寒冷的房间慢一些。

2）用聚乙烯(食品级塑料)从下巴到脚包裹早产儿(＜1500 g)将提供额外的热量保护，减少蒸发引起的热量丢失。

■ 对于大于1500 g的婴儿不建议采用这种治疗方法，因为婴儿使用聚乙烯塑料覆盖可能会引起体温过高。

■ 如果使用塑料覆盖，注意不要盖住脸或堵塞气道。

3）在产房与育婴室之间，用封闭预热好的暖箱转运危重儿和/或早产儿。如果做不到，在将婴儿移到新生儿病房或监护室之前尽可能给婴儿保暖。

4）暖箱应放在封闭空间内可以减少对流引起的热量丢失，从而提供温暖的环境。在将婴儿移至暖箱前，先将暖箱预热至适当的环境温度。

5）吹向婴儿脸上或直接吸入肺部的寒冷氧气将会迅速使婴儿丢失热量。通过加热湿化器提供氧气，这样将暴露于冷的气体的机会减少到最小。

6）通常在复苏过程中，当护理人员在照护婴儿时，远红外辐射加热器会被挡住。记得保持加热装置下面的区域无遮挡。

2.3.3 蒸发散热

（1）解释

发生在当皮肤表面或呼吸道黏膜的水分被转化为蒸汽时。蒸发过程总是伴随着冷却效应。环境越冷，热量丢失越快。最常见的是，婴儿在毫无知觉的情况下经历了蒸发散热，即由皮肤和呼吸散热。明显的丢失类型是出汗。

（2）你能做些什么来帮助减少蒸发散热

1）分娩或沐浴后迅速将婴儿用预热过的毯子或毛巾擦干，并立刻移除弄湿或潮湿的床单。在彻底擦干婴儿的头后，戴上一顶帽子。

2）不要给体温过低或表现出其他不稳定迹象的婴儿洗澡。这些婴儿可能会有持续性肺动脉高压的风险。

3）早产儿的皮肤薄而透明，这更会增加热量的丢失。对极低出生重(< 1500 g)的婴儿，出生后应立即用聚乙烯(塑料) 从颈部到脚覆盖或包裹以减少蒸发和对流散热。密切监测体温以防止体温过高。

4）增加室内温度以减少周围环境空气温度的下降梯度。

5）世界卫生组织建议产房温度在25~28℃。

6）流动的空气会使婴儿蒸发散热增加；因此应尽量减少或消除空气流动。

7）加温加湿氧气。

8）如果可能的话，接触到婴儿皮肤的液体也需要加温。例如，放置脐部动静脉置管使用的消毒液用于皮肤前应先加温。

■ 注意不要过度加温，否则婴儿会被烫伤。

2.3.4 辐射散热/供热

（1）辐射散热解释

指在互相不接触的固体表面之间的热量传递。婴儿的皮肤温度通常比周围物体的表面温度高，所以热传导的方向将从婴儿身体的裸露部分到邻近的固体表面。那些物体表面越冷，热丢失越多。两个固体表面的大小也会影响热丢失量。朝向大而冷的窗户或墙壁的小婴儿，有迅速丢失热量的潜在可能。

（2）你能做些什么来帮助减少辐射散热

1）把婴儿从冰冷的窗户或墙壁旁移走。

2）在窗户上加一层百叶窗。

3）覆盖暖箱，使其与寒冷的墙壁或窗户隔离。

4）使用双壁暖箱以提供更温暖的内部环境。

（3）辐射供热解释

当周围的表面温度高于婴儿的皮肤温度时，就会产生辐射热。例如，当一个婴儿被置于远红外辐射台下时，辐射热源下的温度肯定高于周围的环境温度。日光直射婴儿或照射到暖箱里可能会引起严重的超热，这也应该预防。

（4）你能做些什么来帮助减少辐射供热

当使用远红外辐射加热台时，要确保皮肤温度控制被设置为伺服控制，而不是手动控制的。

将温度传感器放置在腹部的右上象限(肝脏位置)或根据设备制造商的指示。如果温度传感器与皮肤接触不良，辐射加热装置将会增加热输出，而婴儿体温将会过热。在婴儿使用远红外辐射台或者暖箱前，先确保温度传感器是功能良好的。

（5）红外线加热灯的注意事项

远红外辐射上的热源是必需的，需要特别注意的是要保持热源与婴儿之间的安全距离。婴儿离辐射热源越近，温度越高。有些远红外的热源并不是由皮肤温度监测结果控制的，增加了婴儿体温可能会过热或有被烧伤的风险。密切监测婴儿体温，并尽快将婴儿移至暖箱内或者有伺服控制的远红外辐射台。另外，要注意的是，提供热源的加热灯有不同的功率，有一些能够在很短的时间内引起烧伤。每次更换加热灯时，一定要确保灯管功率是适合婴儿使用的。

2.4 低体温的不良影响

对于寒冷刺激和持续体温降低的反应，会发生一连串的反应从而增加发病率和死亡率。体温调节是由下丘脑控制的。当外周和核心温度传感器探测到寒冷刺激时，它们会向下丘脑发送信号。下丘脑反过来会激活并释放去甲肾上腺素。去甲肾上腺素对全身的影响是很多的，解释如下。

2.4.1 肺血管收缩

去甲肾上腺素会引起肺血管收缩，增加肺部的血管阻力(PVR)。在肺血管阻力增加的情况下，血液正常地进入肺部可能会需要通过其他地方的分流，也就是说，通过动脉导管和/或卵圆孔，血液右向左分流。右向左分流意味着从右心室排出未经氧合的血将通过动脉导管进入主动脉(而不是肺)，并试图进入体循环，当未经氧合的血，进入到主动脉时，婴儿会出现血氧过低。低氧血症也会引起肺血管收缩，并可能进一步加重动脉导管和/或卵圆孔右向左分流，见图2-1。

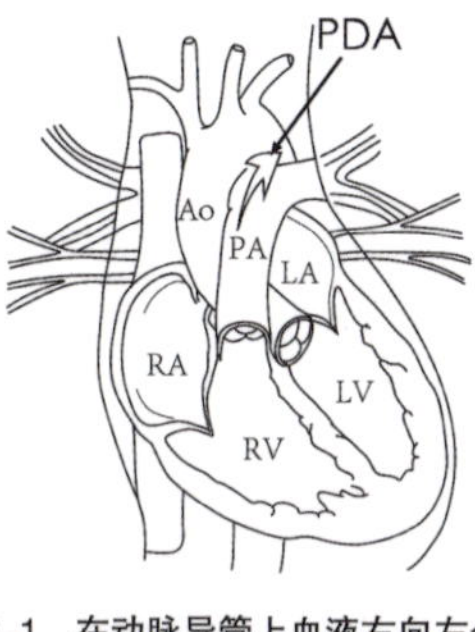

图 2-1 在动脉导管上血液右向左分流

当肺部的血管收缩时，血液就会通过最小阻力的路径流动，通常是通过开放的动脉导管右向左分流。未经氧合的血会进入体循环，婴儿会出现低氧血症

2.4.2 周围血管收缩

为了应对寒冷的刺激和低体温，去甲肾上腺素也会引起外周血管收缩。这是保持血液在躯体核心部位并远离皮肤减少热量散失的一种保护机制。然而，持续很久的血管收缩，组织灌注和氧合作用会受损，并导致向无氧代谢转变。在这种情况下，乳酸会增加，pH会下降，而血气会显示代谢性酸中毒。酸中毒也可引起肺血管收缩，从而进一步促进右向左分流。

2.4.3 低氧血症、缺氧和低血糖

低体温发生时，代谢率、耗氧量和葡萄糖利用率都增加。如果婴儿已经出现呼吸窘迫，那么在体温过低的婴儿中，由于体温过低而增加的对氧的需求可能不能得到满足。这可能导致或使缺氧的情况恶化(低血氧水平)。如前所述，低氧血症可引起肺血管收缩。是否是由于去甲肾上腺素释放引起低氧血症、酸中毒或是这些相结合所引起的肺血管收缩都会导致相同的整体效应。严重的低氧血症可能会导致缺氧，这意味着组织供氧量减少，低于维持正常细胞功能所需的生理水平，氧供减少。此时转变为无氧代谢，乳酸积聚增加，这是非常危险的。低体温发生和无氧代谢所导致的结果是葡萄糖的利用率和糖原储备消耗增加，从而增加了低血糖的风险。由于葡萄糖是大脑的主要能量来源，在低体温期间常见有意识水平下降，可能与低血糖有关。

2.4.3.1 足月儿对低体温的反应

从下丘脑释放的去甲肾上腺素会引起肺和周围血管收缩，代谢率增加，氧和葡萄糖的消耗增加。右向左分流导致低氧血症。

氧耗增加导致组织缺氧，其次是长时间的外周血管收缩会导致组织缺氧。

2.4.3.2　早产儿对低体温的反应

从下丘脑释放的去甲肾上腺素会使代谢率增加，从而氧和葡萄糖的消耗增加。氧消耗增加会导致低氧血症，如果严重的话，会导致缺氧。出生后48 h内的极低出生体重儿的外周血管收缩是受限的，从而增加了皮肤层面的热量丢失。去甲肾上腺素释放对早产儿的肺血管收缩的影响尚不清楚。在早产儿中，热量丢失的速度要比他们所能产生或保存热量的速度快。

2.5 低体温婴儿的复温

对于严重低体温的婴儿来说，几乎没有最安全复温方法的研究。已发表的关于低体温婴儿的复温方法主要是基于实用的方法和最好的建议。有亚低温治疗缺氧缺血性脑病(用于治疗足月和近足月儿的一种治疗方法）后复温的调查研究，建议复温的速度不超过每小时0.5℃，以避免突然的血管扩张和低血压，在复温期间，血管体积增大有速效降压作用。但是这种复温速率(每小时0.5℃）并没有得到科学的评估，也有可能过于缓慢。

临床小贴士：最好的建议

在严密监测的情况下对婴儿进行复温。

监测婴儿的生命体征、意识水平和酸碱状态。

复温的过程应根据婴儿的稳定性和耐受性来调整速度。

2.5.1 对复温护理的指导意见

（1）当对低体温的婴儿进行复温时，皮肤温度一般高于直肠温度，因此，监测直肠温度直至正常很重要，在此期间，也可以对腋温进行监测。

（2）复温过快可能导致临床情况恶化。

（3）无论是暖箱还是辐射加热台，都可以用来对婴儿进行复温。使用暖箱要更多地顾及对复温速度的控制。

1）使用暖箱的复温方法

将暖箱设置在箱温控制模式下，然后设置箱温的温度，比婴儿的核心温度高1~1.5℃，或与直肠温度相等。有些婴儿可能需要比这更高水平的温度，才能看到核心温度有明显的上升。当婴儿的核心(直肠)温度达到设定的环境温度时，婴儿没有表现出任何因迅速复温所引起的恶化迹象，可以将环境温度再次升高，高于婴儿的核心温度(摄氏温度) 1~1.5℃。这个过程应该一直持续到婴儿的体温恢复至正常范围内。

2）辐射加热器的复温方法

通常情况下，被放置在远红外辐射台上的低体温婴儿，伺服控制温度设定在36.5℃或更高。皮肤血管对热量非常敏感，所以这种复温方法有危险，辐射加热器为了升高体温，热的输出功率非常大。这可能会导致血管突然扩张，随后迅速出现血压下降。

2.5.2 对严重低体温婴儿复温时的恶化信号

- 心动过速，可能表明心输出量减少。
- 发展为心律失常。
- 低血压。
- 通过血氧饱和度监测到的低血氧。
- 进行性的呼吸窘迫。
- 进行性的酸中毒。

2.5.3 对严重低体温婴儿复温时的监测内容

对于非治疗导致低体温的复温速度，应根据婴儿的耐受性和对复温的反应进行。在复温期间，需密切关注以下内容：

- 心率和心律。
- 血压。
- 呼吸频率和深浅度。
- 氧饱和度。
- 酸/碱状态。
- 血糖。

如果婴儿在复温期间或之后病情有恶化，请准备好心肺复苏措施。

参考文献

[1] Laptook AR, Salhab W, Bhaskar B. Admission temperature of low birth weight infants: predictors and associated morbidities. Pediatrics 2007; 119: e643–649.

Mullany LC, Katz J, Khatry SK, et al. Risk of mortality associated with neonatal hypothermia in southern Nepal. Arch Pediatr Adolesc Med 2010; 164: 650–656.

[2] Sedin G. Physical environment. In: Martin RJ, Fanaroff AA, Walsh MC, eds. Fanaroff & Martin's Neonatal–Perinatal Medicine: Diseases of the Fetus and Infant. 9th ed. St. Louis: Elsevier Mosby; 2011: 555–576.

Sahni R, Schulze K. Temperature control in newborn infants. In: Polin RA, Fox WW, Abman SH, eds. Fetal and Neonatal Physiology. 4th ed. Philadelphia: Elsevier Saunders; 2011: 624–648.

[3] Brown VD, Landers S. Heat balance. In: Gardner SL, Carter BS, Enzman–Hines M, Hernandez JA, eds. Merenstein & Gardner's Handbook of Neonatal Intensive Care. 7th ed. St. Louis: Mosby Elsevier; 2011: 113–133.

[4] Baumgart S, Chandra S. Temperature regulation of the premature neonate. In: Gleason CA, Devaskar SU, eds. Avery's Diseases of the Newborn. 9th ed. Philadelphia: Elsevier Saunders; 2012: 357–366.

[5] Nedergaard J, Cannon B. Brown adipose tissue: development and function. In: Polin RA, Fox WW, Abman SH, eds. Fetal and Neonatal Physiology. Philadelphia: Elsevier

Saunders; 2011: 470–482.

[6] Power GG, Blood AB. Perinatal thermal physiology. In: Polin RA, Fox WW, Abman SH, eds. Fetal and Neonatal Physiology. 4th ed. Philadelphia: Elsevier Saunders; 2011: 615–624.

[7] Poenaru D. Abdominal wall problems. In: Gleason CA, Devaskar SU, eds. Avery's Diseases of the Newborn. 9th ed. Philadelphia: Elsevier Saunders; 2012: 1007–1021.

[8] Barksdale EM, Chwals WJ, Magnuson DK, et al. Selected Gastrointestinal Anomalies. In: Martin RJ, Fanaroff AA, Walsh MC, eds. Fanaroff & Martin's Neonatal–Perinatal Medicine: Diseases of the Fetus and Infant. 9th ed. St. Louis: Elsevier Mosby; 2011: 1400–1431.

[9] Chatson K. Temperature control. In: Cloherty JP, Eichenwald EC, Hansen AR, Stark AR, eds. Manual of Neonatal Care. 7th ed. Philadelphia: Wolters Kluwer/Lippincott Williams & Wilkins; 2012: 178–184.

[10] Knobel RB, Holditch–Davis D, Schwartz TA, et al. Extremely lowbirth weight preterm infants lack vasomotor response in relationship to cold body temperatures at birth. J Perinatol 2009; 29: 814–821.

[11] Hall JE. Body temperature regulation, and fever. In: Hall JE, ed. Guyton and Hall textbook of medical physiology. 12th ed. Philadelphia: Saunders Elsevier; 2011: 867–877.

[12] McCall EM, Alderdice F, Halliday HL, Jenkins JG, Vohra S. Interventions to prevent hypothermia at birth in preterm and/or low birthweight infants. Cochrane Database Syst Rev 2010: CD004210.

[13] Levene MI, deVries LS. Hypoxic-Ischemic Encephalopathy. In: Martin RJ, Fanaroff AA, Walsh MC, eds. Fanaroff & Martin's Neonatal-Perinatal Medicine: Diseases of the Fetus and Infant. 9th ed. St. Louis: Elsevier Mosby; 2011: 952-976.

[14] Dammann O, Ferriero D, Gressens P. Neonatal encephalopathy or hypoxic-ischemic encephalopathy? Appropriate terminology matters. Pediatr Res 2011; 70: 1-2.

[15] Wachtel EV, Hendricks-Munoz KD. Current management of the infant who presents with neonatal encephalopathy. Curr Probl Pediatr Adolesc Health Care 2011; 41: 132-153.

[16] Gressens P, Huppi PS. The central nervous system. In: Martin RJ, Fanaroff AA, Walsh MC, eds. Fanaroff & Martin's Neonatal-Perinatal Medicine: Diseases of the Fetus and Infant. 9th ed. St. Louis: Elsevier Mosby; 2011: 887-1036.

[17] Akula VP, Davis AS, Gould JB, et al. Therapeutic hypothermia during neonatal transport: current practices in California. Am J Perinatol 2012; 29: 319-326.

[18] Fairchild K, Sokora D, Scott J, et al. Therapeutic hypothermia on neonatal transport: 4-year experience in a single NICU. J Perinatol 2010; 30: 324-329.

第3部分　气道管理

学习目标

1. 新生儿呼吸窘迫的症状、如何区别轻度，中度和重度呼吸窘迫。
2. 在新生儿期出现的气道管理方面的问题。
3. 气胸的症状和诊断，怎样立即处理。
4. 持续肺高压合并右向左分流的概念。
5. 如何解释血气。
6. 持续正压通气，气道插管的指征。
(1)如何选择正确的气管插管管径和正确的插管深度。
(2)如何为气管插管操作者提供支持。
(3)如何固定保护经口气管插管。
(4)如何通过体格检查或X线片评估气管插管位置是否合适。
(5)婴儿早期通气支持。
7. 评估疼痛和怎样安全使用镇痛剂来镇痛。

3.1 概述

NICU收治的大多数新生儿是因各种原因引起的呼吸窘迫。不同呼吸疾病的鉴别诊断开始于信息收集：母亲和婴儿的既往史，目前的症状，体格检查及实验室检查，X线片评估。当准备转运婴儿前，照护人员必须不断评估目前婴儿的呼吸窘迫程度并提供合适的支持。呼吸衰竭会很快发生，在大多数情况下，可以根据婴儿的需要提供适当的呼吸支持来预防呼吸衰竭的发生。通过面罩或鼻导管、持续正压通气、气管插管辅助通气等方式提供支持。经常对婴儿再评估，及时发现病情的恶化并能够及时调整呼吸支持的级别。

3.2 婴儿评估与监护

（1）在复苏后/转运前这阶段，根据婴儿情况决定每几分钟至每60 min评估并记录1次。

1）生命体征

■ 体温。

■ 心率和心律。

■ 呼吸频率，包括是否费力、是否对称。

■ 血压（通过无创或有创）。

2）其他症状

■ 皮肤灌注。

■ 脉搏的强弱。

■ 尿量。

■ 神经功能状态。

如果担心婴儿的这些症状在恶化，及时通知团队其他成员参与新生儿的照护。

（2）下表列出在复苏后/转运前阶段所需要获得的检查表格。如果婴儿需要转运至另外一家医院，复印所有的母婴病史记录和婴儿的X线片。对于接收医院的临床医生来说这些记录是非常有用的。

1）复苏后/转运前所需要获得的实验室和检查结果

■ 胸片（如果婴儿呼吸窘迫）。

■ 腹片（如果婴儿胃肠道有症状，如腹胀、呕吐或无大便史）。

■ 血糖（见血糖部分）。

■ 血气（动脉或毛细血管）。

■ 血培养（最好抽取1 mL血）。

■ 全血细胞计数及白细胞分类。

2）其他实验室检查

■ 如果婴儿有休克史，或是一个糖尿病母亲的婴儿，评估总钙和离子钙。

■ 如果婴儿超过出生后24h，评估血清电解质。

■ 如果婴儿有休克史，评估凝血功能（PT、PTT、D-二聚体或纤维蛋白裂解产物、纤维蛋白原），肝肾功能。

这些检查通常在NICU进行，不一定在转运前的医院获得。

3.3 评估呼吸窘迫

3.3.1 呼吸窘迫的程度

（1）呼吸窘迫可能开始轻微，在没有氧气支持下仅呼吸频率快，不伴或伴有轻度窘迫症状，如吸凹、呻吟或鼻翼翕动。

（2）中度呼吸窘迫，婴儿在吸入空气下出现发绀，或其他窘迫症状包括异常血气。

（3）重度呼吸窘迫，婴儿有发绀，呼吸困难和异常血气。

要识别婴儿的呼吸窘迫从轻度到中度到重度的变化，非常迅速，需要时刻警惕，根据病情的变化及时提供支持。

3.3.2 评估并记录以下内容

（1）呼吸频率和做功 。

（2）吸凹，包括位置和严重程度。

（3）听诊呼吸音（对称、消失、好、一侧强烈等）。

（4）可听到呻吟（没有使用听诊器），包括呻吟出现的时间。

（5）鼻翼翕动。

（6）是否存在呼吸暂停，包括呼吸暂停的频率和持续时间（从开始到结束的几秒钟内），呼吸暂停是否缓解（刺激后缓解或是自行缓解），在呼吸暂停期间心率和氧饱和度。

（7）如果婴儿需要氧气，需要测导管前后氧饱和度。右手是导管前血氧饱和度，左手是靠近导管（说明它既不是导管前也不是导管后的血氧饱和度），双下肢任何一脚都是导管后血氧饱和度。

（8）吸入的氧浓度和给氧的方法。

（9）如果婴儿有呼吸窘迫需要测毛细或动脉血气。帮助确定是否有呼吸和/或代谢酸中毒。

3.3.3 呼吸频率

（1）呼吸频率，正常值在40~60次/min。婴儿应该呼吸没有困难并且双侧呼吸对称。

（2）呼吸频率缓慢，少于30次/min，与呼吸做功增加有关，可能是婴儿已经筋疲力尽的一个信号。呼吸频率过慢可能因为脑损伤导致中枢呼吸驱动减少（如缺血缺氧性脑病、水肿或颅内出血），药物（如阿片类药物），或是严重休克。一个患病的婴儿可能会发生呼吸暂停甚至发展为喘息性呼吸。

■ 喘息呼吸是一个即将发生呼吸心跳停止的症状。当婴儿发生喘息样呼吸时，通气和气体交换无效。如果没有给予插管，婴儿应给予面罩球囊正压通气，紧接着要进行气管插管辅助通气。

（3）呼吸频率过快，大于60次/min，称为气促。婴儿气促可能有很多原因，伴或不伴肺部疾病。例如，如果婴儿休克，他可能因呼出二氧化碳而过度通气，纠正了代谢性酸中毒。评估呼吸做功，通过检查婴儿评估氧合情况和通气情况，评估氧饱和度，监测血气和胸片。

临床小贴士

呼吸过快（气促）伴低PCO_2（< 35）可能继发于非肺部原因如：

■ 先天性心脏病；

■ 代谢性酸中毒（婴儿尝试通过呼出二氧化碳纠正酸中毒）；

■ 脑部疾病（继发于围生期或产后缺氧的脑出血、脑膜炎、脑水肿和/或脑损伤）。

呼吸过快(气促)或呼吸困难伴二氧化碳升高通常意味着首要是肺部问题,继发于:

- 表面活性物质缺乏(早产儿);
- 肺炎;
- 胎粪、羊水、血液或胃内容物的吸入;
- 气道阻塞。

肺损伤继发于胸部肿块、先天性膈疝或气胸。

3.4 气道阻塞

呼吸道的阻塞可能发生在鼻子、嘴和下巴、喉部、气管或支气管。当气道阻塞，婴儿会显示呼吸窘迫症状（气促呻吟、鼻翼翕动、吸凹）。如果上呼吸道受累，可听到喘鸣声。吸气时可以听到高亢的鸡鸣似的喘鸣声是它的特点。引起气道阻塞的疾病有后鼻孔闭锁、罗宾序列征和食管气管瘘/食管闭锁。虽然遇到气道阻塞的婴儿并不常见，但应能够做出识别和干预，及时稳定这些婴儿。新生儿时期气道阻塞的常见的是后鼻孔闭锁、罗宾序列征。

3.4.1 后鼻孔闭锁

后鼻孔闭锁有一个或两个鼻腔阻塞。当两个鼻腔都阻塞时，婴儿会出现呼吸困难症状并需要一个口腔气道或气管插管。F5胃管不能通过鼻孔是后鼻孔闭锁的特点。婴儿在安静时可能会出现青紫（因为婴儿是用鼻呼吸，而此时的鼻腔阻塞）但哭时就“粉红了”（此时新生儿通过嘴呼吸）。

新生儿口腔气道的尺寸，早产儿或小婴儿00号，足月儿为0号。

临床小贴士

当婴儿有后鼻孔闭锁，先天性心脏病的发生率明显增高，因此，要及时做好心脏评估。

3.4.2 罗宾序列征

罗宾序列征的婴儿有小下颌，舌头是正常的，后坠会阻塞气道。这些婴儿也可能有腭裂。如果婴儿气道被舌头阻塞，这会加重呼吸窘迫，给婴儿俯卧位，使舌头通过重力下垂可帮助缓解，如果气道仍被阻塞，考虑置入鼻咽管。润滑2.5mm管径的气管插管尖端，通过一个鼻腔进入到喉后侧。用喉镜检查，确保导管头端在喉部后侧可见（注意：气管导管末端不用放在气管内）。用胶布固定导管，结合俯卧位，鼻咽管通常可以非常有效的打开气道。鼻咽管放置好后，可以通过连接持续气道正压通气（CPAP）给6~8 cmH_2O的压力，可以提供呼吸支持，或让婴儿吸入加温加湿的氧气，维持氧饱和度>90%。如果鼻咽管不足以保持气道开放，可以在尝试气管内插管前先给予经口插入气管插管。因为婴儿下颌很小，插管可能很难。喉罩通气（LMA）是另一种替代插管，可以在插管前尝试放置LMA。

3.4.3 食管气管瘘/食管闭锁

在孕早期，食管和气道形态异常，大多数的食管气管瘘/食管闭锁，气管通过一个小孔与食管直接相连，食管末端是盲袋。当婴儿有食管气管瘘/食管闭锁时往往还有其他畸形存在。当食道闭锁其他畸形时诊断为VACTERL综合征，VACTERL分别代表了脊柱、肛门、心脏、气道、食管、肾脏和肢体。

（1）一共有五种类型的食管气管瘘/食管闭锁（图3-1）

I型：食管上段及下段均闭锁，食管不通入气管，无食管气管瘘。此型约占6%。

II型：食管上段通入气管后壁，形成食管气管瘘，食管下段为盲端。此型少见，约占2%。

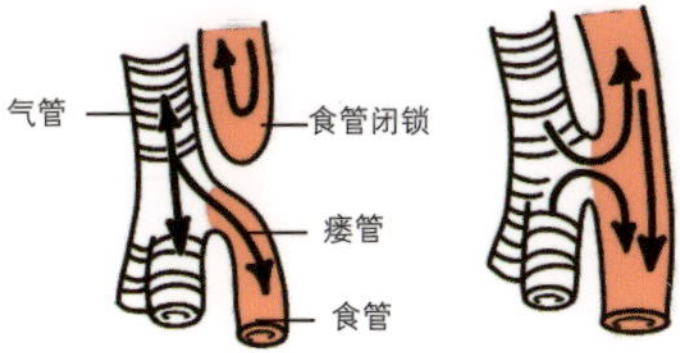

图 3-1 食管气管瘘

III型：食管上段为盲端，食管下段均通入气管后壁，形成食管气管瘘。此型最常见，约占85%。食管上段与下段距离超过2 cm者称为IIIA型，食管上段与下段距离小于2 cm者称为IIIB型。

IV型：食管上段、下段均通入气管后壁，形成两处食管气管瘘。此型亦很少见，约占1%。

V型：食管腔无闭锁，但食管前壁与气管后壁相同，形成单纯性食管气管瘘，占6%。

（2）食管气管瘘/食管闭锁的症状，包括窒息，咳嗽、喂养时伴发绀，吸入性肺炎风险极高，过度流涎。母亲有羊水过多史可能表示胎儿有存在吞咽羊水的问题，应及时怀疑食管气管瘘/食管闭锁或肠梗阻问题。

（3）如果怀疑是食管气管瘘/食管闭锁，可尝试用吸引管或喂养管置入胃内时是否有阻力。拍摄片时一定要包括腹部，或同时拍胸腹片。评估导管是否盘绕在食管盲袋或胃部。记住有一些食管气管瘘种类，胃管会一直通到胃，然而食管和气管之间有一个瘘管。评估腹部是否存在或缺乏肠道气体。在大多数情况下，不能做造影检查，因为婴儿易吸入造影剂而引起肺炎。

（4）食管气管瘘/食管闭锁初始处理。禁食，建立静脉通路，通气支持，插入吸引管或胃管进入食管盲袋或胃，清除分泌物，胃管应该连接到低负压持续吸引，大约30 cmH_2O，清除积累在食管盲袋或胃中的分泌物。婴儿应该抬高床头并给予俯卧位减少反流液到气道。如果II型或IV型存在（可能在转运前很难确定是哪种类型），婴儿应该取降低床头20°~30° 体位。这是防止口腔分泌物直接排泄到气道。

3.4.4 先天性膈疝

（1）解释

大约在孕8周时，横隔膜形成并把胸腔和腹腔分开。先天性膈疝的婴儿横隔膜破裂或有孔使得胃和肠向胸腔迁移。大部分先天性膈疝发生在左侧胸腔，一边的肺被腹腔内容物挤压而发育不良。对侧的肺（没有腹部内容物的一边）通常也是发育不良。出生后，在照顾一个患有先天性膈疝的婴儿时，通常会面临几个主要的挑战。第一是肺发育不良，使氧合和通气困难。第二个是持续性肺动脉高压，在先天性膈疝中很常见。

胸片上可见（图3–2）：气管插管在气道内，向右移位；UAC的末端在主动脉，向右移位；小肠在胸部；胃管头端在胸部。

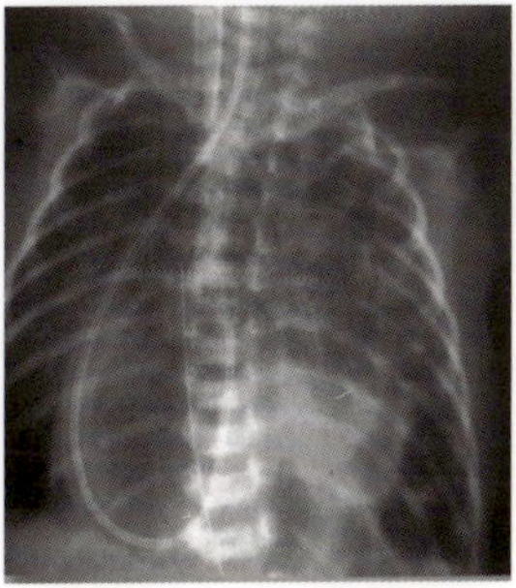

图 3-2 先天性膈疝

（2）先天性膈疝表现

先天性膈疝婴儿出生时出现短暂的发绀，呼吸窘迫，舟状腹（因为胃和小肠都在胸部）。如果先天性膈疝产前没有得到诊断，医务人员往往按照呼吸窘迫处理（在产房中提供复苏囊面罩加压通气）。这会使胃和肠充满空气并在胸部扩张。肠胃扩张，心脏和肺受压，压迫对侧肺。这可能严重影响循环和通气。另一个严重的风险是气胸可能发生。由于这些原因，婴儿一旦被怀疑或确诊为先天性膈疝，不要使用复苏囊面罩加压通气。婴儿插管并连接呼吸机辅助通气，如果没有呼吸机可用，提供温和的气囊正压通气或机械通气或用T-piece人工呼吸器控制。肺部达到足够通气，但避免过度充气。尽快放置一个双腔胃管。

例如，一个出生后发现左侧先天性膈疝的婴儿，体检结果包括左胸呼吸音减弱（一边是疝），肠鸣音在左胸听到，心音在右胸听到。注意由于小肠进入了左胸因此腹部会出现凹陷或舟状型，胸部逐渐呈桶状，左胸内的胃和肠充满了空气。

（3）如何稳定先天性膈疝婴儿直至插管

1）给氧，插入10号口胃管防止空气进入胃和肠。如果没有双腔胃管，放置一个单腔口胃管，用20 mL注射器每隔几分钟手动抽气。

2）连接双腔口胃管，调节压力40 mmHg间隙低负压吸引，如果不能提供间歇吸引，记得经常用注射器抽吸口胃管。

3）拍摄胸片后，确定胃管的位置，这样有助于确定胃的位置。

4）确保最佳的氧合有助于肺血管舒张。

5）评估导管前和导管后血氧饱和度，这将有助于发现是否存在持续性肺动脉高压。

6）评估脉搏，灌注，收缩压，舒张压和平均压，如果婴儿出现低血压可能需要进行扩容和使用多巴胺。

7）密切关注气胸，因为先天性膈疝婴儿的气胸风险增高。

8）提供镇痛，保持婴儿安静舒适，减少耗氧量。

3.4.5 气胸

这个问题发生在空气从肺部溢出并进入胸膜腔。进入的空气压迫肺，限制通气，严重者限制心输出量。气胸可以在非气管插管，无辅助通气史的婴儿中自发出现，或作为机械通气的并发症。

（1）气胸的症状

■ 呼吸和心血管症状恶化。

- 加重呼吸窘迫（气促、呻吟、鼻翼翕动、吸凹）。
- 发绀。
- 心动过缓或心动过速发作（归因于心脏移位伴张力性气胸）。
- 烦躁和不安。
- 血气显示呼吸性和/或代谢性酸中毒，高碳酸血症、低氧血症。

（2）评估

- 使用胸部冷光透照。
- 胸部不对称。
- 最强心尖搏动点移位。
- 低血压。
- 外周脉搏弱。
- 花纹出现。
- 心电图QRS波平或减少。

（3）气胸的冷光透照法（图3–3）

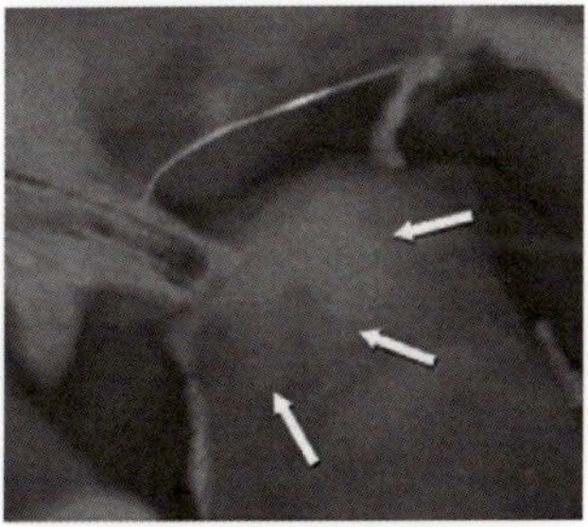

图 3–3　气胸的冷光透照法

气胸的快速初步检测通常可以通过使用高强度纤维光照透视完成。如果没有透照或不能确定透照是否阳性（意思是有气胸存在）

应当评估胸片。气胸的确诊必须通过胸部X线片检查，如果时间允许，应及时检查。如果前后正位胸片观察不足以诊断气胸，需侧位X线片。为了准备这种X线片检查，婴儿应当翻身将疑似气胸的一侧向上至少10~15 min，通过在背后放置一个毛巾卷来维持婴儿的这个体位，在这个位置给婴儿拍摄侧位片。当完成X线片检查时，将婴儿仰卧位给予最佳的肺充气。

临床小贴士：冷光透照

假阳性（以为是气胸出现，但实际上不存在）如果婴儿有以下情况可能会出现假阴性：

- 胸壁水肿，像胎儿水肿一样；
- 胸壁出现皮下积气；
- 纵隔气肿；
- 重度肺间质气肿。

假阴性（意思是气胸存在，但透光照射尚未检测出），如果婴儿有以下情况可能会出现假阴性：

- 厚厚的胸壁；
- 色素沉着的皮肤；
- 房间太亮；
- 透射光源较弱。

当透光照射时，需注意以下问题：

- 尽可能使房间变暗；
- 用冷光源透照器（防止烫伤婴儿）。

如果只有热光源的透照器，小心不要烫伤皮肤。

通过移动光源从右至左胸进行对比，在双侧锁骨区，双侧腋窝下、双侧肋骨下进行比较。

当评估肋下区、可以轻轻地按压灯光的角度使其向上，阻止所有的反射光，不然会让操作者出现暂时的眼盲。

3.4.6 心包积气

（1）心包积气症状和体征

这种并发症可能是急性的、危及生命的，大多数是有症状的，需要立即发现和排气。症状包括：突发严重发绀，心音低沉无法听出，心电图显示QRS波变平或下降。如果此时动脉监测正在进行，波形会因脉压变窄而减弱。其他症状包括心动过缓、外周搏动弱或没有（股动脉和肱动脉），脉压变窄（脉压等于收缩压减去舒张压）。

（2）气胸的治疗

如果没有呼吸窘迫或只是轻微症状，气胸会自行吸收同时需要密切观察婴儿。

中度至重度呼吸和/或心血管症状的婴儿应立即胸腔穿刺排气。最初会尝试针头穿刺抽气，可以解决气胸的问题。但是如果效果不佳，气胸量再次累积或婴儿未能改善至令人满意的程度，应插入胸腔引流管。穿刺针排气需要准备：18号、20号或22号导管（较小的婴儿使用较小的尺寸）；T型连接管；三通；20～50 mL注射器；23号或25号头皮静脉针；或静脉导管针。

3.5 评估呼吸做功

除呼吸急促外，呼吸窘迫的其他症状包括呻吟，鼻翼翕动，胸部吸凹。

3.5.1 呻吟

呻吟声是当肺泡塌陷时婴儿尝试增加胸膜腔内压的做法。呻吟时打开小气道，作为增加氧合和通气的机制。大多数有呼吸窘迫症状的足月和近足月婴儿在出生后30 min开始呻吟，在出生后2 h停止呻吟。大的足月儿和儿童如果出现呻吟声通常病情更加严重，然而这个规则可能不适用于所有呼吸有呻吟的新生儿。一旦观察到呻吟，应评估婴儿呼吸窘迫的其他症状（呼吸急促、鼻翼翕动、口唇发绀、胸廓的吸凹）。如果生后几小时内呻吟声没有消失，或者在出生后几小时后呻吟症状出现，这可能是婴儿处于呼吸窘迫的一个警告信号。通常呻吟声越响亮，呼吸窘迫越严重。

3.5.2 鼻翼翕动

鼻翼翕动是婴儿尝试减少气道阻力和增加气道直径的方法。这是通气不足的迹象。

3.5.3 吸凹

可以在以下一个或多个地方进行观察：胸骨上、肋下、胸骨下、肋间。

一般来说，肋间的吸凹通常表现轻度呼吸窘迫。当其他地方也表现吸凹时，则预示婴儿重度的呼吸窘迫。

3.6 氧的需求

如果婴儿呼吸空气时有发绀，呼吸窘迫为轻度至中度（症状包括呼吸急促、呻吟、鼻翼翕动、胸部吸凹），可通过头罩为婴儿提供氧气。评估调试氧气浓度并增加氧气量直到饱和度保持在90%以上。早产儿理想的目标饱和度目前尚不清楚，因此在获得更确切的数据之前，谨慎调节氧浓度以保持氧饱和度在88%~95%。

连续评估需要多少百分比浓度的氧气可以保持氧饱和大于90%。一旦需氧量迅速增加，无论呼吸窘迫情况是否加重，都极有可能是发生呼吸衰竭或心脏衰竭的征兆，应该立刻报告给婴儿的主治医生。

如婴儿处于中度至重度呼吸窘迫，就需要更加积极的支持。包括高流量、加温加湿的鼻导管吸氧，持续气道正压通气（CPAP）或气管插管。下表确定了CPAP的适应证和禁忌证。也确定了呼吸衰竭的警报信号，何时应严格考虑气管插管和辅助通气的指征。

（1）持续气道正压通气（CPAP）的适应证

1）婴儿需要提高呼吸支持，但暂时还不需要气管插管和正压通气。

2）婴儿呼吸暂停的频率和程度在增加，但还没有严重到需要气管插管。

3）婴儿增加呼吸做功和/或增加氧气需求。

4）婴儿有轻度二氧化碳潴留和酸中毒。

5）婴儿胸片显示肺不张。

6）婴儿有气管支气管软化症。

（2）不适合使用CPAP的婴儿

1）伴有进行性加重的呼吸衰竭婴儿（定义：氧合需求大大增加，吸凹明显加重，血气结果越来越差，或者呼吸乏力的迹象，呼吸频率减慢的同时呼吸做功增加，呼吸暂停频率和程度都在加重）。

2）婴儿PCO_2增加，pH降低，进行性加重的缺氧。

3）出现下列任一情况的婴儿：

■ 膈疝；

■ 食管气管瘘；

■ 鼻后孔闭锁；

■ 腭裂；

■ 心血管情况不稳定、心功能差；

■ 呼吸困难；

（3）什么时候强烈建议气管插管和正压通气？

呼吸困难指征：

1）不能维持氧饱和度（注意：发绀型先天性心脏病的婴儿可能氧饱和度低于90%，但却没有出现严重的呼吸窘迫的情况）。

2）为了维持氧饱和度 > 90%，需要快速增加氧浓度。

3）二氧化碳潴留，中重度酸中毒。

4）婴儿存在明显的呼吸困难：中度到重度的吸凹，伴有呻吟和鼻翼翕动。

5）在面罩复苏囊通气下不能获得足够的通气和/或没有足够的氧合，并且婴儿不适合使用鼻塞持续气道正压通气（CPAP）。

6）婴儿有膈疝（注意：一些迟发性膈疝的婴儿存在轻微的呼吸窘迫）。

7）婴儿有严重的呼吸暂停和心动过缓。

8）婴儿喘息（喘息表明了非常危重的状态，应该立刻给予复苏囊面罩正压通气，然后进行气管插管和辅助通气）。

3.6.1 气体交换过程

机械通气（吸气和呼气），空气中的氧气被吸入从肺泡弥散进入肺间质扩散到肺毛细血管（被血红蛋白吸收的地方）。心脏泵血通过动脉输送氧气到组织的毛细血管。氧气从组织毛细血管中弥散，穿过细胞膜，进入细胞中。静脉血再流回心脏，并在细胞中产生二氧化碳。肺吸气和呼气是氧气吸入和CO_2排出的一个循环。

气体交换过程如下：

吸气→肺泡中PO_2增加→O_2通过肺间质扩散到肺毛细血管血中→O_2从血浆进入红细胞→氧与红细胞中的血红蛋白分子结合→血红蛋白与氧气结合后饱和→血液回流到心脏通过动脉系统泵到身体→血红蛋白对组织释放O_2→O_2扩散到组织，通过细胞膜，进入细胞→O_2被提供给有正常功能的细胞→CO_2从细胞扩散到毛细血管→静脉→肺→肺泡→CO_2通过呼气从肺中排出→肺泡中PO_2上升→重复过程

3.6.2 氧的扩散遵循从高到低的梯度

为了让扩散发生，动脉血PO_2必须高于组织毛细血管PO_2。换句话说，这种扩散梯度需要足够高，氧气才能从肺部进入肺毛细血管，再从外周动脉血液流向组织。以下说明了PO_2的变化，在肺泡时是100 mmHg，到静脉时降到40 mmHg，再到组织时降到小于30 mmHg。值得注意的是，细胞间氧分压只需要1~3 mmHg之间，就能执行正常的化学过程。因此，在几乎完全没有氧传递给细胞时，会出现严重的休克，维持细胞代谢的ATP可能会由无氧代谢产生。在非常短的时间（可能就几分钟），这种类型的新陈代谢将足以支持细胞功能。之后，持续不给细胞供氧就会导致死亡。

从肺泡腔到细胞的平均氧分压改变如下：

肺泡PO_2 100 mmHg→静脉毛细血管PO_2 40 mmHg→细胞内PO_2平均为23 mmHg

* 正常状态下，细胞需要氧分压在1~3 mmHg才能维持正常功能。

3.6.3 组织缺氧

当氧供减少，组织就会缺氧，继发于一些原因见于下表。低氧血症，动脉血氧浓度低结合低心输出量，导致组织氧合不足，低于相对正常细胞功能所需的生理水平。这就是所谓的缺氧。在很短的时间内，细胞可以依靠无氧代谢来减少或不消耗氧。在无氧代谢期间会消耗大量的葡萄糖（从而增加低血糖的风险）和产生大量的乳酸积累。酸中毒进一步降低细胞功能，严重时可能导致细胞的死亡。总之，面对严重的缺氧和酸中毒，器官包括大脑可能受到了极大的伤害。

影响氧合和氧气输送到组织的因素如下：

1）肺疾病：无法充分氧合肺毛细血管血液，从而改变从肺到组织的氧扩散梯度。

2）心内动静脉血混合：动脉血中的PO_2降低，通过主动脉输送到全身（如发绀型先天性心脏病）。

3）心脏衰竭：血液泵向组织受到干扰，可能导致肺水肿，从而增加氧合弥散的障碍（肺泡到红细胞）。

4）贫血：血红蛋白水平不足或血红蛋白氧合水平改变（如低体温、低碳酸血症、碱中毒和胎儿血红蛋白）血液中的氧含量降低。

5）代谢率或需求增加：增加细胞的耗氧量，并可能导致无氧代谢。

3.7 导管前后血氧饱和度监测

当评估氧合状态时，同时评估两个位置的氧合或PO_2，也是一种诊断技术。可以通过右桡动脉获取导管前的血气，监测右手氧饱和度来获取导管前的氧饱和度。导管后血氧饱和度通过从足部，脐动脉或胫后动脉获得。

3.7.1 监测导管前后氧饱和度的流程

需要两台脉搏血氧仪来评估导管前后氧饱和度。如果没有两台脉氧仪，那么将血氧探头放在右手（导管前）测量前几分钟，记录饱和度数值，然后将探头换到任何一脚（导管后）测量几分钟，并记录下氧饱和度数值。如果两个值差超过10%，意味着导管前比导管后高或者低10%，随后将观察到的报告给主治医生。如果存在卵圆孔水平的右向左分流，就不会有太大差异。如果不存在卵圆孔水平分流，导管前后就会有差异。

临床小贴士：理解氧饱和度值和“分流”

正常（动脉导管没有右向左分流）——右手和脚的氧饱和度值几乎相等。

动脉导管右向左分流——右手氧饱和度比足部氧饱和度高10%（或更多）。

在动脉导管和卵圆孔的右向左分流——手和脚的氧饱和度几乎相同，但都低于正常。

在卵圆孔的右向左分流——手和脚的氧饱和值几乎是相同的，但都低于正常。

大动脉转位——当动脉导管未闭时，右手的氧饱和度可能低于足部的氧饱和度（通常是10%或更多），这叫作反差异性青紫。

3.7.2 持续性肺动脉高压（PPHN）

（1）胎儿循环

在宫内，从右心室射出的90%的血液通过动脉导管右向左分流，只有10%的右心室输出的血液进入肺。这是因为胎儿期肺血管阻力高，肺直到胎儿出生后才参与气体交换。胎儿循环时氧合最好的血从胎盘流入脐静脉。血液穿过肝脏、静脉导管，紧接着进入下腔静脉。一部分血流穿过卵圆孔进入左心房，其余血由右心房进入右心室。大部分右心室的血通过动脉导管右向左流入主动脉。进入左心房的血液被循环到心脏（冠状动脉）、大脑和身体，然后通过脐动脉回流到胎盘。

（2）出生后的血液循环

出生后，脐带被结扎，主动脉血压升高，肺部扩张，婴儿开始呼吸，肺血管放松扩张。血液流向肺部进行氧合，排出二氧化碳。生后肺血管扩张，使血液进入肺部进行气体交换。然而有时候，血管舒张的正常过程改变，因为低氧、低温、酸中毒或败血症等肺血管持续收缩。这在临床上被称为持续性肺动脉高压，这在足月或近足月婴儿比较常见，但也可以发生在早产儿。此时，肺动脉血管收缩，血流通过动脉导管向肺部分流，或者卵圆孔未闭右向左分流。这种分流影响正常氧合，导致低氧血症。

（3）三个引起肺动脉高压的因素

- 伴随着出生，肺小动脉发育肌化增加。肌化导致肺小动脉直径缩小。这反过来又增加了血液流入肺部的阻力，并促使右至左分流。此外,血管周围多余的肌肉意味着收缩血管变得更加容易,从而使问题复杂化。

■ 肺血管痉挛,这是由低氧血症、酸中毒、低体温、败血症或红细胞增多症引起的。

■ 肺体积减小,如肺发育不全和先天性膈疝。

3.8 血气

3.8.1 血气的评估和解释

血气是评估程度以及诊断婴儿的重要方法。当获得动脉样本时，可以同时评估酸碱平衡和氧合。当获得毛细血管样本，可以单评估酸碱平衡。新出生的婴儿(＜48 h)有轻微的代谢性酸中毒，但随着碳酸氢盐和二氧化碳潴留的排出，出生后48 h pH上升到7.35~7.45的正常值。表3-2总结了婴儿常见的血气值。

表3-2 婴儿常见血气值

	动脉	毛细血气*
pH	7.30~7.45	7.30~7.45
PCO_2	35~45 mmHg	35~50 mmHg
PO_2(大气环境中)	50~80 mmHg	35~45 mmHg(评估氧合不准)
碳酸氢根	19-26 mmol/L	19~26 mmol/L
BE	-4~+4	-4~+4

引自：Jackson & Chuo, (2004), Nechyba(2002), and Parry & Zimmer (2004).

* 在获得毛细血管血气之前，将足部/足跟区域捂热3~5min，以改善血液循环。

注释：

出生后最初几天，pH和碳酸氢根值正常值的下限分别为7.35和22。

- 动脉样本是评估氧合、通气和pH的金标准。
- 毛细管样本用于评估除PO_2外的血气参数。
- 如果婴儿低血压或低体温，毛细血管血气值可能不准确。
- PO_2和氧饱和度将随海拔高度而变化。

3.8.2 血气规则

正常的酸碱平衡和氧合对于细胞的正常功能至关重要。解释血气的原则以帮助了解氧合的过程和维持正常的酸碱平衡。

利用“酸碱度图”来解释血气(图3-4)。

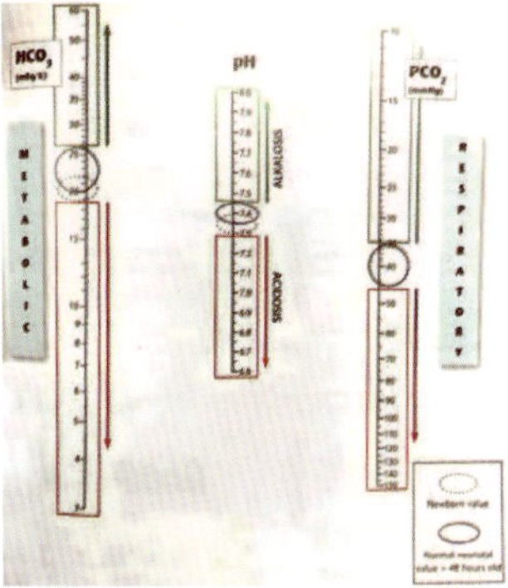

图 3-4 酸碱度图

准确地解读血气是很重要的，因为这可以指导做出恰当的治疗。下面是对如何使用“酸碱度图形”的解释。

步骤1

(1)从婴儿血气测量中获得pH、PCO_2和碳酸氢根的值。

(2)在列线图上每一个值都标注一个点，注意碳酸氢根从高到低(从顶部到底部)的值。PCO_2的值从低到高(从顶部到底部)。

(3)用尺画一条直线穿过三个点。

步骤2　解读血气

阅读下面的规则1～4,确定血气结果属于哪一类。这些规则适用于小婴儿,并不适用于较大的婴儿或由多种代谢紊乱等原因造成的婴儿。

（1） 规则1：把二氧化碳（CO_2）看成是一种酸。清除的唯一方法是通过肺。CO_2反映呼吸系统的酸碱平衡。

（2）规则2：碳酸氢根（HCO_3）被认为一个碱。碳酸氢根改变反应酸碱平衡变化。碳酸氢盐通过肾脏被保留或排出来调节酸碱平衡。

（3）规则3：发生酸的问题（酸或者碱的丢失或者累积），将通过碱来平衡（碳酸氢根），反之亦然。

■ 如果碱下降,酸会试着升高去平衡。或者“补偿”碱的变化。

■ 这种平衡的目的是维持正常的pH。

■ 红色警示区域：如果血气点位于代谢、呼吸或代谢和呼吸红区（红色警示区域），那么代谢和/或呼吸异常是首要问题。例如,如果一个点在代谢红区,而不是在呼吸红区,那么主要问题是代谢。

■ 绿色警示区域：绿色区域是代谢和呼吸量表中绿色标注内的区域。绿色区域代表呼吸和代谢的代偿区域。

■ 解读pH：如果一个点是在pH红色区域,那么这将被认为是“酸中毒”。如果一个点在pH的绿色区域,那么这将被视为“碱中毒”。

（4）规则4：如果pH正常,则血气正常或是可代偿的。

■ 如果血气是正常的,那么三个点会在HCO_3、pH和PCO_2的正常范围内。这并不一定意味着婴儿正常,但血气值在正常范围内。

■ 如果血气结果代偿,那么pH在正常范围内,碳酸氢根或者PCO_2其中一个值会在红色区域内。

（5）规则5：如果pH低,继发于代谢和/或呼吸性酸中毒则说明无法代偿,pH点会在红色区域。

注释：静脉血pH通常比动脉血低0.02～0.04,PCO_2比动脉血高6～10mmHg。毛细血管或静脉样本,PO_2的值是不能反映动脉

PO_2的。

3.8.3 代谢性酸中毒

3.8.3.1 原因

乳酸增加可能继发于：

- 休克，组织灌注、氧合不足，无氧代谢。
- 败血症。
- 低体温（非常严重，导致无氧代谢）。
- 低血糖与心功能差。
- 严重的先天性心脏病，导致严重的低氧血症或左室流出梗阻。
- 肾小管酸中毒。
- 先天代谢缺陷病（阴离子堆积增加）。

3.8.3.2 代谢性酸中毒的治疗

识别和处理潜在的问题：

- 改善肺氧合，改善通气和灌注来改善缺氧。
- 不建议通过过度通气的方式治疗代谢性酸中毒，因为这是一个暂时过度的策略，不能解决根本问题。
- 通过积极增加输注液体量、使用升压药、纠正贫血治疗低血压和抗休克。
- 识别出心力衰竭的根本原因：如感染、结构性心脏病、心律失常、低血糖、电解质紊乱，然后做出合适的治疗。
- 先天性代谢缺陷病需要大量的检查和治疗来纠正酸中毒。

3.8.4 呼吸性酸中毒

3.8.4.1 原因

通气不足引起二氧化碳潴留主要是因为：

- 肺部疾病（肺炎、吸入、肺表面活性物质缺乏）。
- 气胸。
- 气道梗阻。
- 呼吸困难经常发生在早产儿或非常危重的婴儿身上。
- 神经损伤和呼吸抑制。
- 严重的呼吸暂停。
- 机械通气干预：给予通气的婴儿会发生肺过度膨胀和腹胀。

3.8.4.2 呼吸性酸中毒的治疗

肾代偿（保留碳酸氢根）降低PCO_2是一个缓慢的过程，在大多数情况下，提供CPAP或者复苏囊面罩正压机械通气或气管插管将更快地纠正呼吸性酸中毒。

3.9 气管插管

以下情况需要咨询转运管理的医生或者三级医院新生儿重症监护医生。

- 不确定是否对婴儿使用CPAP还是气管插管。
- 如果不确定气管插管后婴儿的呼吸支持方式。
- 插管后血气没改善。
- 插管后婴儿情况变差。

3.9.1 复苏囊/面罩通气时面罩的正确位置

（1）带有气垫的、符合面部解剖结构的面罩，位置合适。完全覆盖口鼻。面罩底部的边缘要覆盖下巴。

（2）避免眼睛受压，一个合适的面罩有助于确保良好的密封性。

（3）在面罩上使用轻轻向下的力，不要将婴儿的头压在床上，特别是早产儿。

（4）注意不要在气管上施加压力。

（5）把拇指放在面罩上靠近鼻子的位置，挤压球囊的时候观察胸部起伏，避免胸廓过度扩张。

（6）如果胸部没有起伏或脉搏没有增加，纠正措施包括重新调整头部位置，重新定位面罩，检查面罩周围是否密封，去除阻塞气道的口腔分泌物，确保气道畅通，必要时增加吸气峰压。

（7）使用复苏球囊复苏时，观察氧饱和度和肤色的变化，如果还没有使用100%的氧气，婴儿情况也未改善，增加婴儿的给氧浓度。

（8）如果开始复苏时，心率缓慢，那么看下心率的改善情况。如果心率没有改善，那么检查氧气是否输送给婴儿，并且确保可以听见两侧呼吸音。

（9）如果是刚出生的新生儿，记住任何宝宝都有先天性膈疝的可能性，面罩复苏囊通气会将情况恶化（如果怀疑有先天性膈疝，那么就直接气管插管正压通气）。

如果心率没有改善，持续的低氧血症，那么必须考虑气管插管。

3.9.2　气管插管

进行气管内插管所需的用品和设备应该放在急救车或插管托盘上。每个产房、护理单元和急诊都要有以下一套完整的急救物品和设备。

- 喉镜要配有额外的电池和灯泡。
- 叶片（直片比弯片看得更清楚）。
- 1号（足月儿）。
- 0号（早产儿）。
- 00号（超低出生体重儿）。
- 气管插管内径有2.5mm、3mm、3.5mm和4mm。
- 导丝（可选）。
- 吸痰器，或配有8号和10号抽吸导管抽吸装置。
- 肩垫。
- 胶布，或者气管插管固定。
- 剪刀。
- 氧气管。
- 可以提供高氧浓度的复苏球囊和面罩。

详见《新生儿复苏手册》（美国心脏协会）。

3.9.3　辅助气管插管

通过助手的帮助可以增加气管插管的成功率。最好有两个人在场协助插管（操作者）。

3.9.3.1 在插管前，准备好婴儿和检查设备

（1）使用一个辐射热的加热灯来防止冷刺激。尽量减少婴儿在冷环境下的暴露时间。

（2）合适的气管插管型号（ET），不要把气管插管放在加热器上，否则插管会变得太软。准备插管前要保持导管无菌。

（3）导丝，插管前与操作者确认，看他们是否需要在插管中放入导丝。如果使用导丝，请确保导丝不能超出气管插管的末端，因为导丝可能会刺破气管。

（4）检查一下喉镜，确保灯泡能亮，并且是拧紧的。在等待插管的时候不要把灯开着，因为这样会使镜片升温，使婴儿非常不舒服。

（5）复苏囊和大小合适的面罩，尽量使用和面部形状匹配的面罩。

（6）氧气设备，包括空氧混合仪（如果有）。

（7）吸痰设备。

- 打开设备检查，确认吸引压力大小是合适的。
- 将8号或者10号的吸痰管连接在吸引器管道上。
- 在婴儿头部附近放置吸痰管，保证在插管者的视线内。

（8）胶带或者气管插管固定器。

（9）如果时间允许，给婴儿准备有心电监护和血氧饱和度检测的监护仪，并确保这些设备在你的视线范围内。

（10）如果可能的话，在插管开始前使用镇痛药物。

3.9.3.2 插管时助手的作用

（1）稳定头部，使婴儿舒适。

（2）传递器械给插管者：喉镜、气管插管、吸痰管。

（3）如果婴儿正在努力呼吸，提供自由流速的氧气。记住，如果氧气没有经过加湿加温系统，这可能是引起婴儿冷刺激的一个原因，

尽量限制大量氧气直接吹到婴儿的脸上。

（4）如果需要吸痰，将吸痰管放在插管者的手上，这样他们就不必把眼睛从气道上移开。需要吸痰时，手指抵住吸痰管上的手指孔。

（5）如果插管者要求“加压环状软骨”，轻轻地按压气管的环状软骨(略低于甲状腺)并与插管者确认，按压操作是有效的。

（6）在插管过程中，监测婴儿的心率和肤色（如果有配套设备监测血氧饱和度）。

（7）当医生在进行插管时，很难处理大量的信息。因此，建议如下：

■ 如果婴儿还在气管插管时，给插管者提供一些鼓舞又简短的话：宝宝很好，氧饱和度为94%（或面色红润）。

■ 当氧饱和度开始下降到80%或心率下降到100次/min以下时，简短的告知插管者，例如，心率90次/min，氧饱和度为80%。

■ 如果你认为插管者应该停止插管，那你就说：我认为我们现在应该停下来，用复苏囊/面罩加压缩氧。

（8）插管助手按照需求，在插管尝试之间给婴儿提供复苏囊/面罩通气。

（9）监测每次插管尝试的时间。气管插管的时间应按照新生儿复苏流程(NRP,www.aap.org)指南上的时间长度。

3.9.3.3 气管插管后助手的作用

（1）与插管者确认谁一直捏着气管插管防止意外脱管。不要让婴儿的头转向任何一边。

（2）立即检查位于上唇的管道位置。插管时最常见的错误之一就是把气管插管插的太深。

（3）按照下表中所列的插管末端到唇的插入深度规则。

（4）如果使用了CO_2探测器，并且在探测器上看到颜色改变，这就说明了有CO_2存在（这就说明了气管插管在气管里）。

（5）注意观察气管插管里雾气（这也意味着气管插管在气管里）。

（6）将复苏球囊或者T组合复苏器连接到气管插管上，并提供几次呼吸支持，而另一个人则用听诊器在胸部两侧和胃部听诊。观察胸廓起伏、心率增加、氧饱和度上升。

（7）当气管插管正在固定时或固定后，按需提供通气支持。不要将一个插管的婴儿放入氧气头罩下，因为这会引起婴儿呼吸困难。在婴儿被插管后，立刻提供正压通气。

（8）在胶布固定过程中双人确认上唇的气管插管位置。

（9）如果没有置胃管的话留置胃管，并使胃管远端打开，使空气从胃里排出。

（10）通过X胸片确认气管插管的位置。拍X线片时：摆正体位，使婴儿的肩膀和臀部平躺在床或X射线板上，手臂在身体两侧相同位置（下边两侧而不是头上两侧），和头略微向右或向左(拍片时，这对婴儿来说是一个很自然的姿势)。如果需要复片，那么每次都要以同样的方式摆放婴儿。一旦确认气管插管在一个良好的位置，就开始调整气管插管外管长度，使从唇到气管插管接头的距离大约为4 cm。

（11）如果超过4 cm，就剪短气管插管的长度。将管子切割成一个角度，使其更容易重新连接ET管接头。

根据体重和胎龄估算经口插管婴儿的气管插管（ET管）大小和插管深度。如果已知婴儿的体重，请使用下面的表格来估计合适的气管插管大小（表3-3）。如果体重不知道，用孕龄来估计正确的尺寸。

表3-3　婴儿的气管插管大小和插管深度

重量	孕周	导管尺寸（内径）	管插入深度使用嘴唇到插管末端的长度规则（加6至婴儿体重千克级*）
低于1000 g（1kg）	低于28周	2.5 mm	6.5~7 cm（在嘴唇）*

（续表）

重量	孕周	导管尺寸（内径）	管插入深度使用嘴唇到插管末端的长度规则（加6至婴儿体重千克级*）
1000~2000 g（1~2kg）	28~34周	3.0 mm	7~8 cm
2000~3000 g（2~3kg）	34~38周	3.5 mm	8~9 cm
3000~4000 g（3~4kg）	38周以上	3.5~4.0 mm	>9 cm
*1. 对于超低出生体重的婴儿，小于1000 g，在嘴唇上的气管插管插入深度通常在5.5~7 cm。通过实验室检查和胸部X线片检查确认位置。气管插管定位会因头部位置而发生变化，因此，每次拍摄X线片，头部的位置都要相同。 2. 2.0的气管插管非常小，会影响机械通气效果，应该避免插入这种大小的气管插管。在插入2.0 mm的气管插管之前，请咨询三级中心的新生儿专家。			

3.9.3.4 用“X”和“V”方法固定气管插管

（1）将胶带切成“V”和“X”两个部分，如果条件允许，准备水胶体敷料来保护脸颊和上唇的皮肤。如果婴儿是早产儿或婴儿预计需要长时间插管，保护皮肤这一点尤其重要。

（2）确保口腔区域干净、干燥。在使用第一条胶带之前，调整气管插管的位置在右侧中心。

（3）“X”胶带先贴在上唇。

（4）然后，将下部分的胶带一侧缠绕在气管插管上。接着胶带另一侧也绕在气管插管上。

（5）在固定过程中，需要一直确认唇边气管插管上的标记。

（6）下一步，用“V”型胶布来固定下方的胶带。“V”的上半部分先贴在上唇。

（7）下部分的胶布再次缠绕在管子上。

（8）继续缠绕贴胶布，稍微向上贴到还剩余的胶带。

（9）将剩余1cm的胶带折成一个标签。如果胸片提示需要重新定位，这样更容易解开胶布方便固定。

（10）气管插管固定后，放置胃管胃肠减压。

（11）检查胸片气管插管位置。

（12）拍摄X线片时：摆正体位，使婴儿的肩膀和臀部平躺在床或X射线板上，手臂在身体两侧相同位置（下边两侧而不是头上两侧），和头略微向右或向左（拍片时，这对婴儿来说是一个很自然的姿势）。如果需要复片，那么每次都要以同样的方式摆放婴儿。这将更方便的比较2张胸片。

（13）一旦确认气管插管末端在一个良好的位置，就开始调整气管插管外观长度，使从唇到气管插管接头的距离大约4cm。

气管插管在胸部X线片的位置（图3-5）。

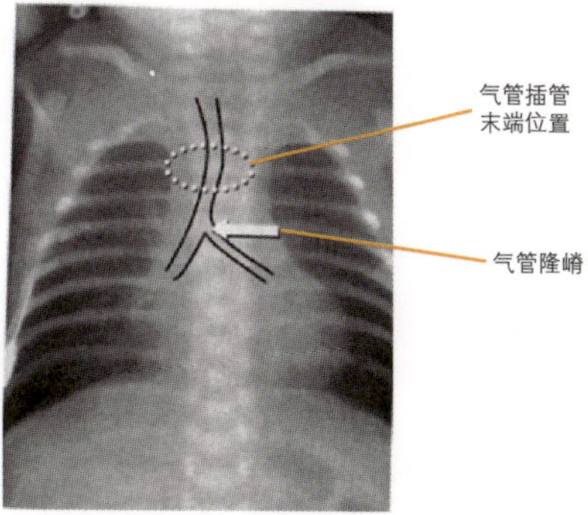

图3-5　气管支气管解剖图

3.10 机械通气

3.10.1 开始呼吸机支持：初始呼吸参数的设置可以参考表3-4

表3-4 呼吸机初始呼吸参数设置参考

	VLBW ＜1.5kg	LBW 1.5~2.5kg	足月 ＞2.5kg
RR	30~60	30~60	20~50
Insp.T	与孕周匹配(≥0.25)	与孕周匹配	与孕周匹配(＜0.45)
PIP	14~22	18~24	20~28
PEEP	3~4	4~5	4~5

正压通气呼吸机的参数(图3-6)。

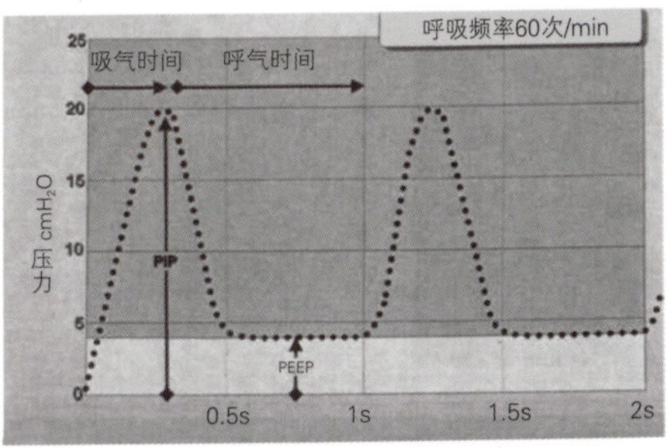

图3-6 正压通气呼吸机的参数
吸气峰压(PIP)、呼气末正压(PEEP)、吸气时间、呼气时间

注意每一次呼吸1s，吸气时间是0.3s，呼气的时间是0.7s。然后，每分钟呼吸60次。

3.10.2 对不同重量婴儿的初始呼吸机参数调节的建议

当考虑给予婴儿什么样的呼吸支持时，婴儿的病史、可能的病程、对机械通气的反应、血气和胸部X线的结果等所有需要考虑的因素都要考虑在内。如果婴儿在当前选择的呼吸支持下，情况没有改善，那么就要按需调节呼吸机的设置。如果不确定要提供什么级别的呼吸支持，请致电咨询三级中心的新生儿专家或转运医生。

3.10.3 临床提示：如何处理机械通气下氧合不好的婴儿

以下几种策略可以用于改善氧合。

（1）首先，最方便的就是增加吸入氧浓度。如果增加的氧浓度不能改善氧合，或者婴儿的吸入氧浓度已经很高，那么可以调整一些呼吸机设置以增加平均气道压力（MAP）。这可以通过增加PEEP、PIP，或吸气时间来实现。试着一次只增加一个参数，看看氧合是否会改善，按照这个顺序调节，先PEEP，然后是PIP，吸气时间。

（2）增加PIP会增加潮气量，所以PCO_2会下降。在不增加PIP的情况下，增加PEEP会降低潮气量，所以尽管氧合改善了，PCO_2可能会上升。如果PCO_2已经增加了，那么上调PIP可能是一个更好的选择。如果呼吸频率保持不变，那么增加吸气时间将减少呼气时间，因此PO_2可能上升。记住，如果同时增加呼吸频率和吸气时间，会显著减少呼气的时间。

（3）注意：这些建议适用于压力控制模式的呼吸机。其他的机械通气模式，包括高频，需要其他的调整方法。此外，这些建议可能不适用于气胸、肺间质气肿等引起的空气阻塞和其他一些严重的肺部疾病。

参考文献

[1] Smith JB. Initial Evaluation：History and Physical Examination of the Newborn. In: Gleason CA, Devaskar SU, eds. Avery's Diseases of the Newborn. 9th ed. Philadelphia：Elsevier Saunders；2012.

[2] Kattwinkel J, McGowan JE, Zaichkin J. Textbook of Neonatal Resuscitation. 6th ed. Elk Grove Village: American Academy of Pediatrics;2011.

[3] Spitzer AR, Clark RH. Positive–pressure ventilation in the treatment of neonatal lung disease. IN:Goldsmith JP, Karotkin EH, Siede BL, eds. Assisted Ventilation of the Neonate. 5th ed. St. Louis: Elsevier Saunders; 2011: 163–185.

[4] Bancalari E, Claure N. Principles of Respiratory Monitoring and Therapy. In:Gleson CA, Devaskar SU,eds. Avery's Diseases of the Newborn 9th ed. Philadephi Elsevier Saunders 2012: 612–632.

[5] Fernandes CJ. Neonatal Transport. In: Cloherty JP, Eichenwald EC, Hansen AR, Stark AR, eds. Manual of Neonatal Care. 7th ed. Philadelphia: Lippincott, Williams & Wilkins; 2012: 192–202.

[6] Thangaratinam S, Brown K, Zarmora J, et al. Pulse oximetry screening for critical congenital heart defects in asymptomatic newborn babies: a systematic review and meta–analysis. Lancet 2012;379: 2459–2464.

[7] Karlsen KA, Tani LY. S.T.A.B.L.E. Cardiac Module: Recognition and Stabilization of Neonates with Severe CHD. Salt Lake City:S.T.A.L.E., Inc,;2003.

[8] Ewer AK, Furmston AT, Middleton LJ, et al. Pulse oximetry as a screening test for congenital heart defects in newborn infants: a test accuracy study with evaluation of acceptability and cost-effectiveness. Health Technol Assess 2012;16:v–xiii, 1–184.

[9] Johnson L,Cochran WD.Assessment of the Newborn History and physical Examination of the Newborn.In; Cloherty JP, Eichenwald EC, Hansen AR,Stark AR,eds. Manual of Neonatal Care.7th ed. Philadelphia; Lippincott,Williarms & Wilkins;2012;91–102.

[10] Burns-Wechsler S,Wernovsky G,Cardiac Disorders. In: Cloherty JP,Eichenwald EC,Hansen AR,Stark AR,eds.Manual of Neonatal Care.7th ed. Philadelphia;Lippioncott,Williams & Wilkins;2012: 469–528.

[11] O'Reilly D. Polycythemia. In;Cloherty JP,Eichenwald EC,Hansen AR, Stark AR,eds. Manual of Neonatal Care.7th ed.Philadelphia; Lippioncott,Williams & Wilkins;2012: 572–577.

[12] Christou HA. Anemia. In: Cloherty JP, Eichenwald EC, Hansen AR, Stark AR,eds. Manual of Neonatal Care.7th ed.Philadelphia: Lippioncott,Williams & Wilkins; 2012: 563–571.

[13] Korones SB.Complications. In: Goldsmith JP, Karotkin EH,Siede BL,eds. Assisted Ventitantion of the Neonate.5th ed.St. Louis: Elsevier Saunders;2012: 389–425.

[14] Keszler M,Abubakar MK. Physiologic Principles.In Goldsmith JP, Karotkin EH,Siede BL,eds.Assisted Ventilation of the neonatal 5th ed.St.Louis: Elsevier Saunders;2012:19–46.

[15] Kirk A. Pulmonoloqy. In: Tschudy MM, Arcara KM,

eds. The Harriet Lane Handbook. 19th ed. Philadelphia: Elsevier Mosby;2017:584–605.

[16] Valente C. Emergency Management In: Tschudy MM, Arcara KM, eds. The Harriet Lane Handbook. 19th ed. Philadelphia: Elsevier Mosby; 2012:3–18.

[17] Karlowicz MC, Karotkin EH, Goldsmith JP. Resuscitation. In: Goldsmith JP. Karotkin EH, Siede BL, eds. Assisted Ventilation of the Neonate. 5th ed. St. Louis: Elsevier Saunders; 2012:71–93.

[18] MacKendrick W, Slotarski K, Casserly G, Hawkins HS, Hageman JR. Pulmonary Care. In Goldsmith JP, Karotkin EH, Siede BL, eds. Assisted Ventilation of the Neonate. 5th ed. St. Louis：Elsevier Saunders; 2012:107–125.

[19] Eichenwald EC. Mechanical Ventilation. In Cloherty JP. Eichenwald EC, Hansen AR. Stark AR, eds Manual of Neonatal Care. 7th ed. Philadelphia：Lippincott, Williams & Wilkins, 2012:377–392.

[20] Bhutani VK, BemLz WE. Pulmonary Function and Graphics In：Goldsmith JP. Karotkin EH. Siede BL, eds Assisted Ventilation of the Neonate. 5th ed. St. Louis: Elsevier Saunders; 2012:306–3020.

[21] Kienstra KA. Transient Tachypnea of the Newborn. In：Cloherty JP, Eichenwald EC, Hansen AR, Stark AR, eds Manual of Neonatal Care. 7th ed. Philadelphia：Lippincott, Williams & Wilkins; 2012:403–405.

[22] Burris HH. Meconium Aspiration. In: Cloherty JP, Eichenwald EC, Hansen AR. Stark AR. eds Manual of Neonatal Care. 7th ed Philadelphia：Lippincott, Williams & Wilkins;

2012:429-434.

[23] Ringer SA, Hansen AR Surgical Emergencies in the Newborn. In: Cloherty JP, Eichenwald EC, Hansen AR, Stark AR, eds. Manual of Neonatal Care. 7th ed. Philadelphia: Lippincott, Williams &Wilkins; 2012:808-830.

[24] Keller RL, Guevara-Gallardo S. Farmer DL Surgical Disorders of the Chest and Aimays. In: Gleason CA. Devaskar SU. eds. Avery' s Diseases of the Newbom. 9th ed. Philadelphia: Elsevier Saunders; 2012:672-697.

[25] Arensman RM. Surgical Interventions for Respiratory Distress and Airway Management. In: Goldsmith JP. Karotkin EH, Siede BL eds. Assisted ventilation of the Neonate. 5th ed. St. Louis: Elsevier Saunders: 2012:435-451.

[26] Steinhorn RH, Abman SH. Persistent pulmonary hypertension. In: Gleason CA Devaskat SU, eds. Avery' s Diseases of the Newborn. 9th ed. Philadelphia: Elsevier Saunders; 2012.

[27] Cignacco EL, Sellam G, Stoffel L, et al. Oral sucrose and "facilitated tucking" for repeated pain relief in preterms: a randomized controlled trial. Pediatrics 2012; 129:299-308.

第4部分　血压管理

学习目标

1. 婴儿常见的三种休克的原因和治疗：低血量性、心源性和感染性休克。

2. 出生后婴儿有不同类型的头部水肿，如何区分最严重的形式——帽状腱膜下出血，监测的方法如何。

3. 评估休克的体格检查。

4. 与休克有关的心输出量和心率的变化规律。

5. 多巴胺使用的指征，配置方法以及安全使用原则。

4.1 休克的定义

休克被定义为“重要脏器灌注和氧供不足”或“一种复杂的循环功能障碍,导致了氧和营养的供应不足以满足组织的需求”。如果不能及时发现和治疗休克,可能会导致新生儿出现多脏器功能衰竭甚至死亡。因此,治疗必须迅速且积极。

4.2 休克的三种主要类型

4.2.1 低血容量性休克

（1）低血容量性休克是由低循环血容量造成的。低血容量性休克的产生原因包括：

1）产时的急性失血

- 胎-母输血
- 胎盘早剥或前置胎盘
- 脐带受损
- 胎-胎输血
- 器官裂伤（肝脏或脾脏）

2）产后出血

- 大脑
- 肺
- 肾上腺
- 头皮（帽状腱膜下出血）

3）非出血性原因

- 感染继发严重的毛细管渗漏
- 脱水

4）功能性低血压

- 张力性气胸（心排量受损）
- 心包积气（心排量受损）

（2）分娩后出血的某些病因也可能发生在分娩前或分娩时。

（3）低血容量休克的婴儿表现出心排量不佳的信号：心动过速、脉搏微弱、毛细血管再充盈时间延长、花纹和发绀。如果失血严重，他们将会出现面色苍白，合并有酸中毒和低血压（这是心排量不佳的晚期信号）。

休克的体格检查：休克的婴儿可能会出现以下症状。

1）呼吸

■ 呼吸做功增加（吸凹、呻吟、鼻翼翕动）。

■ 呼吸急促。

■ 呼吸暂停。

■ 喘息（心脏骤停前的不良征兆）。

2）脉搏

■ 脉搏弱（脉搏感觉减弱或脉搏不明显）。

■ 肱动脉搏动比股动脉强（考虑主动脉缩窄或主动脉弓离断）。

3）外周灌注（低灌注可能是由于血管收缩和心排量不佳所造成的）

■ 患儿毛细血管充盈时间>3 s，通常被认为是异常的。

■ 苍白。

■ 皮肤花纹。

■ 皮肤冷。

4）心率

■ 心动过缓（<100次/min），证明灌注不足。低氧血症、低血压和酸中毒都抑制了传导系统；因此，心动过缓在重度休克面前是即将发生心跳呼吸骤停的不良征兆。还需排除完全性传导阻滞的可能。

■ 心动过速（休息时，心率持续>180次/min）。可能显示心排量不足和/或充血性心力衰竭。

注意：正常心率在120~160次/min，但可能范围在80~200次/min之间不等，这取决于婴儿的活动程度。

■ 如果心率在220次/min以上，要考虑室上性心动过速。

5）心脏

■ 胸部X线片上显示心脏增大（可能与心肌功能衰竭、充血性心力衰竭等有关）。

■ 比正常情况下的小，或是胸部X线片上显示心脏被压缩（可能反映充盈不足或前负荷不足）。

■ 评估心脏杂音是否存在。

6）肤色

■ 发绀。

■ 肤色白、苍白（血红蛋白较低可能继发于出血）。

■ 评估血气，可能存在的呼吸、代谢或混合性酸中毒。

■ 评估氧合和血氧饱和度。

7）血压

■ 可能正常或低。低血压是心脏失代偿的晚期信号。血压看起来可能在正常范围内是由于血管收缩代偿。也就是说，血液从非重要脏器“分流”灌注到重要脏器。等到血压下降和低血压变得很明显的时候，婴儿通常处于休克状态。

■ 评估脉压。用收缩压减去舒张压。正常足月儿是25~30，正常早产儿是15~25。检查毛细管充盈时间，压紧皮肤并释放后计算皮肤再充盈需要几秒。比较上下躯体，如果上或下肢 > 3 s，或者下肢比上肢充盈时间延长，应该及时报告给医生。

4.2.2 心源性休克

心源性的(心力衰竭)休克是由心肌功能不佳所导致时，可能发生于如下婴儿：

■ 产时或产后窒息。

■ 缺氧和/或代谢性酸中毒。

■ 细菌或病毒感染。

■ 严重的呼吸窘迫需要辅助通气的。

■ 严重的低血糖。

■ 严重的代谢和/或电解质紊乱。

■ 心律失常(如果长时间的)。

■ 先天性心脏病，特别是那些合并严重低氧血症或阻碍血流进入体循环的。

4.2.3 感染性（血液分布性）休克

严重感染可能导致第三种类型的休克，即脓毒血症或分布性休克。感染性休克的患儿病情变化快且危重。在细菌感染的情况下，大量复杂的全身生理化学反应发生，导致循环系统机能不全。这种休克的一个特点是低血压且对液体复苏的反应效果不佳。血管完整性受损，液体从血管渗漏并进入组织间隙（这也是引起低血容量性休克的原因）。心肌收缩力不佳会导致组织灌注和氧合不足。这些婴儿通常需要升血压药物来治疗严重的低血压。器官受损和死亡的风险非常高。

通常，婴儿可能会存在三种相结合的休克类型。

4.3　休克的评估

（1）根据出生体重，正常新生儿出生后12h内的平均收缩压、舒张压和平均血压，见图4–1。评估血压是对患儿评估的一个重要组成部分；然而，治疗休克的决策应该基于既往史、体格检查和实验室检查以及患儿状态，而不仅仅单靠血压。

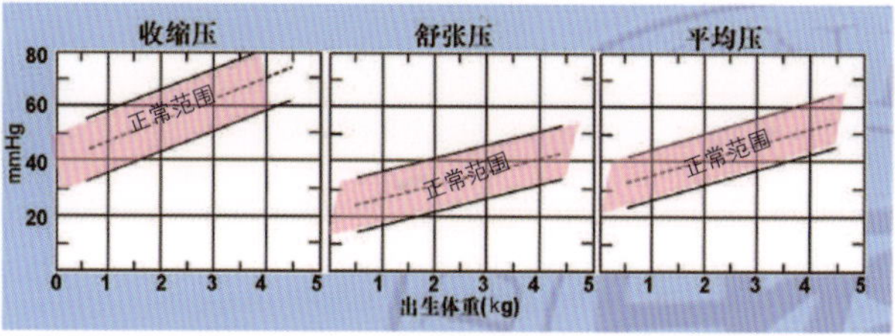

图4-1　正常新生儿出生12h内的平均收缩压、舒张压和平均血压

（2）休克的实验室评估

以下的实验室检查对评估休克是有用的，如果有异常，适当纠正。

1）血气

■ 如果pH和碳酸氢盐低，就会出现代谢性酸中毒。

■ pH<7.30是不正常的。

■ pH < 7.25特别关注是否合并灌注不足、心动过速和/或低血压。

pH<7.20显著异常。

pH<7.10表示婴儿处于严重危急状态。

注：如果婴儿正处于呼吸衰竭状态，那么PCO_2也会升高。

2）其他实验室检查

■ 血糖。

■ 电解质（低或高钠血症，低或高钾血症）；也需计算阴离子间隙：[（Na+K）–[（Cl + HCO_3）]。

■ 钙。

■ 镁。

■ 肝功能。

■ 肾功能。

■ 凝血功能（凝血酶原时间、部分促凝血酶原激酶时间、纤维蛋白原、D–二聚物）。

■ 血乳酸证实酸中毒。

3）其他

■ 超声心动图来评估心肌功能并排除结构性先天性心脏病。

■ 尿排出量来评估少尿或无尿。

■ 评估败血症（血常规，血细胞分类计数的差别和血培养）。

■ 如果担心先天性代谢障碍，高氨血症和其他代谢障碍（尿和血清氨基酸和有机酸）。

（3）心排量的原理

1）心排量（CO）受心率（HR）和心搏量（SV）的影响

心率乘以心搏量等于心排量或HR × SV=CO

新生儿心肌的顺应性较差限制了其自身的每搏输出量，因此，为了应对休克，婴儿会试图通过增加心率来增加心排量。这会导致心动过速。

2）影响心功能的不利因素

除电解质、矿物质或能量失衡之外，可以降低心排量的影响因素还包括以下几点：

■ 静脉回心血量(前负荷) 减少，使心脏每次收缩时“泵血”减少。

■ 体循环血管阻力(后负荷) 增加，泵血至机体需要额外做功。

■ 心肌收缩力减少（心脏挤压或收缩很差，所以每次心跳的射血量都很少）。

编写人员名单

主　编　胡晓静

审　阅　张玉侠

编写者（按姓氏拼音排序）

曹　云　黄盼盼　李丽玲　王玥珏

丛书序

儿科医疗技术的迅速发展带动儿科护理技术的不断更新，国际儿科护理学科进入高速发展期。儿科护理的水平对儿科整体医疗起到重要的影响，儿科护士的综合素质直接影响到临床护理的质量和患者的临床结局。儿科护士需要具备的核心能力包括全面的健康评估、制定专业可行的照护计划、有效地提供专科照护、客观评价临床护理效果。因此，儿科护士专业能力的提高以及临床思维能力的培养是持续改进临床护理质量、保障医疗护理安全的关键。诸多教材类书籍虽系统全面地囊括了儿科护理学的专科知识，但在使用的便捷度和实用性上难以满足临床一线护理人员的需求。

复旦大学附属儿科医院护理学科作为上海市重要薄弱学科（儿科护理）建设项目（2016–2018），在第一轮“国家临床重点专科建设项目（2013–2016）”的学科建设基础上，从儿科护理亚专科建设、护理标准及规范的建立和输出、专科护理人才培养等方面继续往前推进了一大步。为提高儿科护理人员的专科知识、规范其实践行为、培养其护理评估能力，复旦大学附属儿科医院集相关专科的优秀护理骨干及医学专家，编写了这套《儿科护理速查手册》，使临床一线的儿科护士能在繁忙的工作中迅速获得核心知识点、标准操作流程，掌握常用护理工具等。

本系列手册共8本，分别为《儿科急重症关键护理技术》《新生儿稳定转运照护》《极超低出生体重儿精细化护理》《儿童传染病护理》《儿童血管通路管理》《儿童造口护理》《儿科护理评估工具》《儿科护理诊断及护理评价》，内容既涵盖儿科护理基础的知识和技能，也涵盖了该领域关键和重要的临床技术。随着儿科护理技术的发展，本手册未来亦有可能拓展相关内容。

在编写形式上，本手册秉承简洁、实用、创新的原则，采用精炼的文字、清晰的图表、实用的工具代替冗长的篇幅，并收集了许多珍贵的临床图片资料，同时提供了相关领域的循证护理实践推荐意见，尽可能满足临床一线的护理人员在工作中遇到问题时，能快速、便捷、有效地查询到专业、标准的操作方法，以帮助其解答疑惑并做出正确的临床护理决策。本手册采用有序的色彩编排来区分同一本手册中不同章节的内容，并在手册的下缘采用了颜色分隔页，可让使用者非常迅速地定位到相关章节并获得所需要的知识。

本手册力求内容新颖、理论联系实际、层次清晰、文字规范、语言精练，但由于编写时间仓促、水平有限，难免存在缺点和不足之处，恳请广大读者及各位同仁批评指正。

本手册在编写过程中得到各参编人员所在部门领导和医疗专家的帮助和支持，也得到本领域各位同仁朋友的关注，再次谨致以衷心感谢！

张玉侠　顾莺

2018年12月

序　言

早产已成为新生儿死亡的重要原因。近年来，随着国内围产医学及新生儿重症监护救治技术进展，早产儿存活率明显提高。但因为各器官系统发育未成熟，早产儿发生多种严重疾病，影响预后。专业护理团队在早产儿转运中承担重要的角色，通过精细化转运护理，将NICU护理前移到院前，对早产儿出生后的早期稳定，帮助早产儿从宫内过渡到宫外环境，以及降低死亡率和疾病发生率具有重要作用。祝贺该书的出版，并期待通过知识及技能的传播，为进一步提高早产儿存活率和存活质量发挥作用。

曹　云

2018年12月

1.1.3 有些婴儿存在低血糖的高危因素

早产儿(＜37周)、小于胎龄儿(SGA)、大于胎龄儿(LGA)、糖尿病母亲婴儿(IDM)以及在应激状态下，危重婴儿低血糖的风险大大增加。另外，孕妇用的很多药物也会导致婴儿低血糖的风险增加，这些药物包括：

- β 拟交感神经药物(例如，特布他林、麻黄碱，用于治疗早产)；
- β 受体阻滞剂(例如，拉贝洛尔、普萘洛尔，用于治疗高血压)；
- 氯磺丙脲(用于治疗2型糖尿病)；
- 苄噻嗪利尿剂；
- 孕晚期使用三环抗抑郁药。

1.2 新生儿低血糖的风险因素

为了宫外生存做准备，胎儿以糖原的形式储存葡萄糖，胎儿期限制将糖原转化为葡萄糖，因此主要依赖胎盘输给葡萄糖和氨基酸来满足宫内能量需求，当断脐后，婴儿不再从母亲处接受葡萄糖，酶激活糖原分解为葡萄糖分子的过程，并将葡萄糖释放入血，这个过程使婴儿出生后有葡萄糖来满足婴儿的能量需求，但是，三方面的主要原因会影响婴儿维持正常血糖的能力：糖原储存不足；高胰岛素血症；葡萄糖利用增加。

1.2.1 糖原储存不足：高危人群

1.2.1.1 早产儿

糖原储存在肝脏、心脏、肺和骨骼肌中，在孕早期和中期糖原储存缓慢，大部分的糖原是在孕晚期最后一个月储存的，足月时糖原含量占肝脏和肌肉重量的5%～8%，以及心肌重量的4%，婴儿早产出生糖原储存很少，储存的糖原很快消耗掉了，这样导致低血糖发生风险大大增加。

1.2.1.2 小于胎龄儿（SGA）（匀称型和非匀称型）

SGA通常定义为出生体重低于同胎龄的第10百分位以下，SGA可能在宫内因为各种原因生长受限，宫内生长受基因、胎盘传递氧和营养物质的能力以及宫内生长因子和激素的影响。

导致胎儿生长不足的原因包括：

（1）母亲的因素

- 孕前和孕时的营养状况。
- 健康状况：慢性疾病、先天性心脏病、贫血。
- 子宫状况：解剖、大小、多胎妊娠。

■ 胎盘功能和输送氧气和营养物质的功能：先兆子痫、高血压、糖尿病。

■ 毒素的摄取：烟草、成瘾药、酒精。

■ 决定胎儿生长得基因和遗传因素。

■ 种族。

（2）胎儿的因素

■ 染色体异常和其他基因异常。

■ 宫内病毒感染尤其是孕早期。

■ 慢性应激胎儿消耗了大部分的胎盘输送的促进生长和生存的葡萄糖，这限制了出生后产生和储存糖原的能力，SGA婴儿的低血糖风险估计占了25%，早产SGA的风险更大。

■ 与AGA早产儿和足月儿相比，SGA婴儿有更高的并发症和发生率，包括死亡。

临床小贴士：匀称型和非匀称型生长模式的区别？

■ 匀称型生长发育受限（或者匀称型SGA）：一般是因为染色体或者基因的原因，孕早期宫内病毒感染或者因为母亲孕期疾病持续时间较长。匀称型SGA婴儿体重、身长、头围都低于胎龄——如果把这些指标描绘在生长曲线图上会发现低于第10百分位。

■ 非匀称型SGA：显示出枯瘦的样子，又长又瘦。他们的体重低于胎龄，也影响身长。但是头围一般相对正常（经常被称为“头围节约”型）。这种非匀称型生长通常与母亲的基础疾病或者胎盘功能差，在孕晚期影响了氧气和营养传递给胎儿。

1.2.2 高胰岛素血症：高危人群

1.2.2.1 糖尿病母亲婴儿（IDM）：高危人群

胎儿在宫内的葡萄糖水平是母亲葡萄糖水平的70%~80%。因为胰岛素不穿过胎盘，糖尿病母亲的婴儿就需要产生更多的胰岛素来应对高血糖，当脐带结扎后，母亲提供的糖突然停止，但是婴儿的胰岛素水平仍然维持较高水平，这会使得血糖急剧下降，胰岛素水平会维持一段时间的高水平，这期间，需要静脉输注葡萄糖来对应高胰岛素水平。

1.2.2.2 大于胎龄儿（LGA）

LGA是指那些体重高于同胎龄第90百分位的婴儿。LGA婴儿，即便母亲没有诊断为胰岛素依赖或者孕期糖尿病（换句话说，可能完全没有发现母亲有糖尿病，以及其他遗传原因引起的高胰岛素血症）也可能会发生低血糖。胰岛素是胎儿主要的生长激素，太多的胰岛素可能引起胎儿体重超过该孕周的正常体重。

如果婴儿是LGA，又有高胰岛素血症，脐带结扎后血糖会降得非常之快，早期评估低血糖的建议如下：出生后30~60 min评估血糖，根据血糖的值以及婴儿的情况（例如，婴儿是肠内喂养还是静脉营养）每1~3 h复测。当血糖维持稳定，且持续维持在正常范围。2.8~6.2 mmol/L（50~110 mg/dL），可以延长血糖监测间隔时间。通常糖尿病母亲婴儿生后血糖监测需要至少坚持24~72 h。

其他原因引起的高胰岛素血症（通常伴有持续严重的低血糖），例如染色体、遗传或者其他疾病，包括Rh血型不合、Beckwith-Wiedemann 综合征、胰岛细胞腺瘤、胰岛细胞增生症。这些不常见的病因本书不做详细解释。

1

新生儿转运的介绍

明确高危妊娠的母亲应该到三级妇幼保健院进行分娩，这样他们才能获得母婴专业照护人员的照护。然而有30%~50%需要住NICU的婴儿在宫内可能还没有异常，在孕晚期或新出生时才表现出来，这样母亲就无法在分娩前转到有条件的母婴医院，所以产院的工作人员要对未预计到的危重、早产儿的复苏和稳定做好准备。

产院的医护人员要准备的方面包括复苏和稳定措施的教育和培训，而且能很快地获得物品和仪器。要对婴儿进行准确的评估和采取适宜的措施，这有助于在转运队伍到来之前就帮助稳定婴儿。所有新生儿转运团队的目标是转运一名经过处理已经各方面稳定的婴儿，这个目标需要所有的医疗团队成员及时地、有计划地、正确地完成。

本项目的目标

国际上有STABLE(sugar，temperature，assisted breathing，blood pressure，lab work，emotional support)项目，由克里斯廷(Kristine)教授编写的STABLE教材详细地介绍了STABLE在新生儿中的应用，设计的目标是维持新生儿、母婴的稳定，在不同的医院环境、不同级别的医院都可以实施。只是用一个名称(STABLE)来将危重新生儿复苏后到转运前需要进行的所有处理进行总结，这个词比较容易记住。另外，也是照护流程和方法的标准化；该项目鼓励团队工作；减少、消除可预防的负面事件的发生。

STABLE记忆方法

S(sugar)代表血糖和安全照护

这一部分内容全面介绍了应该如何为危重儿开始静脉输液，哪些婴儿处于低血糖的风险，以及低血糖的静脉治疗，包括了脐导管的临床应用。

安全照护，包括减少可预防的错误，任何时候都强调提供安全照护的方法。

T(temperature)代表体温

这部分介绍了婴儿特别的温度需求，包括体温丢失的途径，如何减少热量散失，低体温的后果，对低体温婴儿的复温方法和预防。

A(assisted breathing)代表气道

这部分介绍了呼吸窘迫的评估，气胸的及时发现和治疗，血气分析的解释，呼吸衰竭的体征，如何提供合适的呼吸支持，如何固定气管插管，呼吸机参数的预设，基本的胸片评估。

B(blood pressure)代表血压

这部分介绍了三种主要休克的评估和治疗，低血容量性、心源性、败血症性休克。

L(lab work)代表实验室结果

这部分聚焦于新生儿感染，全血常规的解释，怀疑感染时进行抗生素治疗，其他在转运前的实验室指标也做了介绍。

E(emotional support)代表情感支持

这部分介绍了婴儿出生的危重情况，以及如何在对家庭进行情感支持。

本手册在借鉴国际上STABLE项目的基础上结合国内实际情况撰写了稳定安全转运需要掌握的知识和技能。

（胡晓静）

目 录

4.4 休克的治疗

休克治疗的第一步是确定引起休克的原因。第二步是识别和纠正任何可能损害心脏功能的相关或潜在的问题，例如由于血容量减少，填塞，过高的气道压力，电解质紊乱，低血糖，低血氧等而引起的心脏充盈不足。

治疗目标：当婴儿处于休克时，氧合和通气支持是至关重要的。需改善组织供氧，以便扭转休克的影响。

通过：

↑心排量支持，正性肌力药

↑组织灌注

↑组织氧合

↓无氧代谢

↓乳酸积聚

↑pH

增加心排量(扩容，正向肌力药物)→改善组织灌注→改善组织氧合→减少组织中的无氧代谢→减少组织中的乳酸积聚→改善血中的pH(解决酸中毒)

为了达到这个目标，可能需要增加循环血量和/或增加携氧能力（例如，婴儿可能需要输注红细胞以提高血红蛋白水平）。

4.4.1 低血容量性休克的治疗

治疗目的是改善循环血量。这可以通过使用以下几种方式。

（1）如果没有急性失血

生理盐水(NS)；林格液。

（2）如果有急性失血

在等待浓缩红细胞（PRBCs）或全血（通常用浓缩红细胞和新

鲜冰冻血浆合成)时开始用生理盐水进行容量复苏。

临床小贴士：在紧急情况下，当没时间交叉配血时，可以提供O型Rh(-)的浓缩红细胞。任何时候，对出生后不到1周，巨细胞病毒阴性的新生儿输注浓缩红细胞和去白细胞红细胞。

(3)输注的剂量和速度计算举例

当剂量为10mL/(kg·次)时，举例：

体重：1.8kg

给予剂量：10(mL)/(kg·次)×1.8(kg)=18mL

通过外周静脉，脐部静脉或骨髓腔内通道给予18mL的量，输注时间应超过15~30min。

*当婴儿处于严重休克时，可能有必要提供2次、3次或更多次剂量。评估婴儿的心率，灌注和每次输注后的血压，然后基于婴儿对治疗的反应决定是否需要更多容量。

如果有慢性失血，一些严重休克的婴儿可能不能耐受大剂量。如果对容量管理有疑问，请咨询上级新生儿专家的建议。

注：对于严重休克治疗，骨髓腔内可能是唯一可用于实施复苏的药物和液体通道。为这种情况做好准备，准备好骨髓腔穿刺针。

4.4.2 心源性（心力衰竭）休克的治疗

对婴儿心动过速、心动过缓、低血压、少尿、低氧血症、酸中毒和低血糖的评估，因为这些症状可能出现在婴儿心源性休克的时候。

治疗目的是纠正可能对心功能造成不利影响的潜在问题。这些包括(但不仅限于)缺氧、低血糖、体温过低、低血压、酸中毒、心律失常和感染。

4.4.3　感染性（血液分布性）休克的治疗

感染性休克患儿可能比其他类型的休克患儿需要更多的液体量，这是由于毛细血管受损，且毛细血管网渗漏。治疗严重低血压，持续多巴胺滴注是必需的。治疗感染性休克时，完善氧合和通气是至关重要的。

4.4.4　用于治疗心源性和感染性休克的药物

（1）扩容（生理盐水或林格液）改善循环血容量。推荐剂量与低血容量性休克相同（每次10mL/kg）。

（2）4.2%碳酸氢钠溶液（0.5mmol/mL）

1）适应证

治疗严重代谢性酸中毒（如果动脉pH<7.15且婴儿通气充足应考虑使用）。注意：这种药物的使用是有争议的，因此如果不确定是否有使用碳酸氢钠的必要，请咨询你的上级医生。最主要的是先确定代谢性酸中毒的潜在原因，并进行适当的纠正治疗。

2）剂量

每次1~2 mmol/kg。当使用4.2%的溶液时，这等于每次2~4mL/kg。

3）途径

超过30~60min静脉给予。

碳酸氢钠是一种非常高渗的溶液，如果过快给予的话，可能会导致早产儿脑室内出血。

（3）盐酸多巴胺

1）适应证

心肌收缩力不足。表4-1说明了多巴胺在不同剂量下的作用效果。注意：多巴酚丁胺，是另一种可能被选用代替多巴胺的强心药。

2）剂量

5~20 μg/(kg·min)。

3）途径

静脉持续输注(静脉输液泵)。

不要通过任何动脉途径或气管内给药。

4.4.5 多巴胺输注

（1）输注常规

1）多巴胺开始输注剂量应基于婴儿的临床状况和低血压的原因。通常多巴胺的开始剂量大约为5 μg/(kg·min)，可以增加2.5 μg/(kg·min)，表4-1显示了新生儿多巴胺使用剂量。

表4-1　多巴胺剂量和效果*

剂量	受体	作用效果
0.5~2 μg/(kg·min)	多巴胺能(刺激多巴胺受体)	肾和肠系膜血管扩张 对血压的影响很小
2~10 μg/(kg·min)	β-肾上腺素能(β受体激活)	增加心排量 增加收缩压
>10 μg/(kg·min)	α-肾上腺素能(α受体激活)	血管收缩 收缩压和舒张压升高

2）15 min内每1~2 min监测血压和心率1次，然后每2~5 min 1次，取决于患儿对药物的反应。如果婴儿对每次20 μg/kg的剂量没反应，不建议进一步增加剂量。

3）用输液泵输注多巴胺，提高安全性，尽可能使用“智能泵”。

4）如果导管的末端位置经胸部X线检查确认，正好位于肝脏上方，下腔静脉与右心房交界处的适当位置，就可以通过脐静脉进行输注管理。

5）如果没有可供使用的中心静脉通路，可以通过外周静脉输注

多巴胺。小心监测输液部位的渗出（静脉外渗），如果静脉外渗，更换注射部位。如果不能确定如何治疗多巴胺外渗，请咨询你的上级进行指导。

6）不要通过任何动脉置管输注多巴胺，包括脐动脉置管。

7）不要快进多巴胺或含有多巴胺的注射泵，因为这会导致血压飙升，心率骤降。

（2）新生儿多巴胺配置

步骤1：如果没有可以使用的配置好的多巴胺溶液，按如下所述混合多巴胺静脉滴注溶液。

1）选择含有40 mg/mL的多巴胺小瓶注射液。

2）从这个小瓶中抽取5 mL(或200 mg)的多巴胺。

3）把这些总量(5 mL或200 mg的多巴胺)加到250 mL 5%葡萄糖的溶媒中（或是现成的10%葡萄糖中）。

4）这就是配置好的浓度为800 μg/mL的多巴胺静脉滴注溶液（或200 mg/250 mL 多巴胺静脉溶液）。

5）在静脉袋上贴好如下标签：这250 mL 5%葡萄糖袋或（如果使用的话10%葡萄糖）含有800 μg/mL多巴胺静脉溶液。

步骤2：使用下表选择输注速度

1）在第一列中查找患儿体重。体重标记用千克（kg）。如果体重在0.5 kg之间增长的话，按需要上下查找。

2）第一列旁的行是医嘱输注剂量[μg/(kg・min)]。

3）结果=输液泵设置（mL/h）。

表4-2　不同多巴胺剂量时的输液速度

体重/千克	5 μg/(kg·min)	7.5 μg/(kg·min)	10 μg/(kg·min)	12.5 μg/(kg·min)	15 μg/(kg·min)	17.5 μg/(kg·min)	20 μg/(kg·min)	25 μg/(kg·min)
0.5kg	0.2mL/h	0.3mL/h	0.4mL/h	0.5mL/h	0.6mL/h	0.7mL/h	0.8mL/h	0.9mL/h
1kg	0.4mL/h	0.6mL/h	0.8mL/h	0.95mL/h	1.1mL/h	1.3mL/h	1.5mL/h	1.9mL/h
1.5kg	0.6mL/h	0.8mL/h	1.1mL/h	1.4mL/h	1.7mL/h	2mL/h	2.3mL/h	2.8mL/h
2kg	0.8mL/h	1.1mL/h	1.5mL/h	1.9mL/h	2.3mL/h	2.6mL/h	3mL/h	3.8mL/h
2.5kg	0.95mL/h	1.4mL/h	1.9mL/h	2.3mL/h	2.8mL/h	3.3mL/h	3.8mL/h	4.7mL/h
3kg	1.1mL/h	1.7mL/h	2.3mL/h	2.8mL/h	3.4mL/h	3.9mL/h	4.5mL/h	5.6mL/h
3.5kg	1.3mL/h	2mL/h	2.6mL/h	3.3mL/h	3.9mL/h	4.6mL/h	5.3mL/h	6.6mL/h
4kg	1.5mL/h	2.3mL/h	3mL/h	3.8mL/h	4.5mL/h	5.3mL/h	6mL/h	7.5mL/h
4.5kg	1.7mL/h	2.5mL/h	3.4mL/h	4.2mL/h	5.1mL/h	5.9mL/h	6.8mL/h	8.4mL/h
5kg	1.9mL/h	2.8mL/h	3.8mL/h	4.7mL/h	5.6mL/h	6.6mL/h	7.5mL/h	9.4mL/h

注：为了简化输液速度，已经进行了四舍五入。
在给婴儿注射多巴胺之前，双人核对所有计算，和其他护士或医师再次重新核算。
医嘱剂量［μg/(kg·min)］。
使用浓度800μg/mL的多巴胺静脉滴注溶液。

（3）多巴胺速度的计算

1）3.8kg的婴儿，医嘱剂量为10μg/(kg·min)的多巴胺。这个婴儿需要什么输液率?

2）1.4kg的婴儿，医嘱剂量为5μg/(mL·min)的多巴胺。这个婴儿需要什么输液率?

临床小贴士：

注：在大多数情况下，多巴胺总量按mL/h的输液率维持可以增加对婴儿的安全性，特别是当多巴胺与5%葡萄糖溶液混合时。然而，如婴儿必须受到静脉液体的限制，于是：

a）多巴胺应该混合在10%葡萄糖中(这样葡萄糖的速率不会受到影响)

b）维持的静脉注射量中可以减去多巴胺的注入总量。

例子：

3kg婴儿，10%葡萄糖按80mL/(kg·d)=输液速度10mL/h

多巴胺医嘱按10μg/(kg·min)=2.3mL/h

10mL/h－2.3mL/h=7.7mL/h

多巴胺以2.3mL/h的速度运行，而常规的10%葡萄糖7.7mL/h，两者相加注入速度为10mL/h。

参考文献

[1] Seri I, Markovitz B. Cardiovascular Compromise in the Newborn Infant. In: Gleason CA, Devaskar SU, eds. Avery's Diseases of the Newborn. 9th ed. Philadelphia: Elsevier Saunders; 2012: 714–731.

[2] Agrawal PB. Shock. In: Cloherty JP, Eichenwald EC, Hansen AR, Stark AR, eds. Manual of Neonatal Care. 7th ed. Philadelphia: Lippincott, Williams & Wilkins; 2012: 463–468.

[3] Noori S, Friedlich PS, Seri I. Pathophysiology of Shock in the Fetus and Neonate. In: Polin RA, Fox WW, Abman SH, eds. Fetal and Neonatal Physiology. 4th ed. Philadelphia: Elsevier Saunders; 2011: 853–863.

[4] Turner DA, Cheifetz IM. Shock. In: Kliegman RM, Stanton BF, St. Geme JW, Schor NF, Behrman RE, eds. Nelson Texbook of Pediatrics. 19th ed. Philadelphia: Elsevier Saunders; 2011: 305–314.

[5] Dempsey EM, Barrington KJ. Evaluation and treatment of hypotension in the preterm infant. Clin Perinatol 2009; 36: 75–85.

[6] Van Hare GF. Neonatal Arrhythmias. In: Martin RJ, Fanaroff AA, Walsh MC, eds. Fanaroff and Martin's Neonatal–Perinatal Medicine: Diseases of the Fetus and Infant. 9th ed. St. Louis: Elsevier Mosby; 2011: 1277–1289.

[7] Chameides L. Part 6: Recognition of Shock. In: Chameides L, Samson RA, Schexnayder SM, Hazinski MF, eds. Pediatric Advanced Life Support Provider Manual. Dallas: American Heart Association; 2011: 69–83.

[8] Lobos AT, Lee S, Menon K. Capillary refill time and

cardiac output in children undergoing cardiac catheterization. Pediatr Crit Care Med 2012; 13: 136–140.

[9] Strozik KS, Pieper CH, Roller J. Capillary refilling time in newborn babies: normal values. Arch Dis Child Fetal Neonatal Ed 1997; 76: F193–196.

[10] Gale C. Question 2. Is capillary refill time a useful marker of haemodynamic status in neonates? Arch Dis Child 2010; 95: 395–397.

[11] Chameides L. Part 2: Systematic Approach to the Seriously Ⅲ or Injured Child. In: Chameides L, Samson RA, Schexnayder SM, Hazinski MF, eds. Pediatric Advanced Life Support Provider Manual DallUas: American Heart Association; 2011: 7–29.

[12] Chock VY, Wong RJ, Hintz SR, et al. Biomedical Engineering Aspects of Neonatal Monitoring. In: Martin RJ, Fanaroff AA, Walsh MC, eds. Fanaroff and Martin' s Neonatal–Perinatal Medicine: Diseases of the Fetus and Infant. 9th ed. St. Louis: Elsevier Mosby; 2011: 577–595.

[13] Bernstein D. Acyanotic Congenital Heart Disease: The Left–to–Right Shunt Lesions. In: Kliegman RM, Stanton BF, St. Geme JW, Schor NF, Behrman RE, eds. Nelson Textbook of Pediatrics. 19th ed. Philadelphia: Elsevier Saunders; 2011: 1551–1561.

[14] Janjua HS, Batisky DL. Renal Vascular Disease in the. Newborn. In: Gleason CA, Devaskar SU, eds. Avery' s Diseases of the Newborn. 9th ed. Philadelphia: Elsevier Saunders; 2012: 1235–1244.

[15] Cleary–Goldman J, D' Alton ME. Physiologic Effects of Multiple Pregnancy on Mother and Fetus. In: Polin RA, Fox

WW, Abman SH, eds. Fetal and Neonatal Physiology. 4th ed. Philadelphia: Elsevier Saunders; 2011: 197–210.

[16] Kattwinkel J. Medications. In: Kattwinkel J, McGowan JE, Zaichkin J, eds. Textbook of Neonatal Resuscitation. 6th ed. Elk Grove Village: American Academy of Pediatrics; 2011: 211–236.

[17] Kalkunte S, Padbury JF, Sharma S. Immunologic Basis of Placental Function and Diseases: The Placenta, Fetal Membranes, and Umbilical Cord. In: Gleason CA, Devaskar SU, eds. Avery' s Diseases of the Newborn. 9th ed. Philadelphia: Elsevier Saunders; 2012: 37–50.

[18] Chameides L. Part 7: Management of shock. In: Chameides L, Samson RA, Schexnayder SM, Hazinski MF, eds. Pediatric Advanced Life Support Provider Manual. Dallas: American Heart Association; 2011: 85–108.

[19] Greenbaum LA. Acid–Base Balance. In: Kliegman RM, Stanton BF, St. Geme JW, Schor NF, Behrman RE, eds. Nelson Textbook of Pediatrics. 19th ed. Philadelphia: Elsevier Saunders; 2011: 229–242.

[20] Hines EQ. Fluids and Electrolytes. In: Tschudy MM, Arcara KM, eds. The Harriet Lane Handbook. 19th ed. Philadelphia: Elsevier Mosby; 2012: 271–292.

[21] Doherty EG. Fluid and Electrolyte Management. In: Cloherty JP, Eichenwald EC, Hansen AR, Stark AR, eds. Manual of neonatal care. 7th ed. Philadelphia: Wolters Kluwer/Lippincott Williams & Wilkins; 2012: 269–283.

[22] Posencheg MA, Evans JR, Acid–Base Fluid, and Electrolyte Management. In: Gleason CA, Devaskar SU, eds. Avery' s Diseases of the Newborn 9th ed. Philadelphia: Elsevier

Saunders; 2012: 367–389.

[23] Dell KM. Acid–Base Management. In: Martin RJ, Fanaroff AA, Walsh MC, eds. Fanaroff and Martin's Neonatal–Perinatal Medicine: Diseases of the Fetus and Infant. 9th ed. St. Louis: Elsevier Mosby; 2011: 677–684.

[24] Abrams SA. Abnormalities of Serum Calcium and Magnesium. In: Cloherty JP, Eichenwald EC, Hansen AR, Stark AR, eds. Manual of Neonatal Care. 7th ed. Philadelphia: Lippincott, Williams & Wilkins; 2012: 297–303.

[25] Rigo J, Mohamed MW, De Curtis M. Disorders of Calcium, Phosphorus, and Magnesium Metabolism. In: Martin RJ, Fanaroff AA, Walsh MC, eds. Fanaroff and Martin's Neonatal–Perinatal Medicine: Diseases of the Fetus and Infant. 9th ed. St. Louis: Elsevier Mosby; 2011:1523–1556.

[26] Davlouros PA, Karatza AA, Xanthopoulou I, et al. Diagnostic role of plasma BNP levels in neonates with signs of congenital heart disease. Int J Cardiol 2011; 147: 42–46.

[27] Cantinotti M, Passino C, Storti S, et al. Clinical relevance of time course of BNP levels in neonates with congenital heart diseases. Clin chim Acta 2011; 412: 2300–2304.

[28] Sloan SR. Blood Products Used in the Newborn. In: Cloherty JP, Eichenwald EC, Hansen AR, Stark AR, eds. Manual of Neonatal Care. 7th ed. Philadelphia: Lippincott, Williams & Wilkins; 2012: 529–537.

[29] Matthews DC, Glader B. Erythrocyte Disorders in Infancy. In: Gleason CA, Devaskar SU, eds. Avery's Diseases of the Newborn 9th ed. Philadelphia: Elsevier Saunders; 2012:

1080–1107.

[30] Manco-Johnson M, Rodden DJ, Hays T. Newborn Hematology. In: Gardner SL, Carter BS, Enzman-Hines M, Hernandez JA, eds. Merenstein & Gardner's Handbook of Neonatal Intensive Care. 7th ed. St. Louis: Mosby Elsevier; 2011: 503–530.

[31] Lawn CJ, Weir FJ, McGuire W. Base administration or fluid bolus for preventing morbidity and mortality in preterm infants with metabolic acidosis. Cochrane Database Syst Rev 2005: CD003215.

[32] Goldsmith JP. Chest Compressions, Medications, and Special Problems. In: Martin RJ, Fanaroff AA, Walsh MC, eds. Fanaroff and Martin's Neonatal–Perinatal Medicine: Diseases of the Fetus and Infant. 9th ed. St. Louis: Elsevier Mosby; 2011: 474–484.

[33] Waller SA, Gopalani S, Benedetti tJ. Complicated Deliveries: Overview. In: Gleason CA, Devaskar SU, eds. Avery's Diseases of the Newborn 9th ed. Philadelphia: Elsevier Saunders; 2012: 146–158.

第5部分　实验室检查

学习目标

1. 导致婴儿感染的围生期和产后的高危因素。
2. 新生儿败血症的临床表现。
3. 可能引起感染的细菌和病毒。
4. 在转院前和复苏后需做的检验项目。
5. 如何计算和解释绝对中性粒细胞计数和未成熟细胞的占比。
6. 对怀疑败血症感染的婴儿采取的抗生素治疗。

5.1 实验室检查——概述

（1）新生儿感染对于免疫功能不成熟的婴儿来说是毁灭性的。

新生儿因为免疫系统发育不成熟，使得他们面临更高的获得感染和死于感染的风险。他们只有微弱的能力消灭入侵的病原体。患早发型感染的早产儿其死亡率高达40%。当婴儿病情危重时，对疑似败血症的评估和治疗应该是院前转运和复苏后的首要任务。

新生儿感染的危险因素

1）胎膜早破。

2）早产。

3）胎膜破裂超过18h。

4）绒毛膜羊膜炎（羊水、胎膜、脐带胎盘、和或蜕膜的感染）体征包括母亲体温 > 38℃，母亲的心率 > 100次/min，胎儿心率 > 160次/min，宫底柔软，羊水或阴道分泌物有恶臭，羊水有脓。

5）近期母亲有感染或生病。

6）围生期母亲发热。

7）母亲的泌尿生殖系感染，包括泌尿系感染和性传播疾病。

8）围生期窒息，尤其是与超时的胎膜破裂相结合。

在窒息事件中，胎儿或者新生儿可能气促或吸入感染的羊水。

9）产程：

产前——破坏羊膜腔的完整性：羊膜穿刺术；

产时——负压辅助，胎儿头皮电极的安置；

产后——静脉置管，放置中心管路，气管插管，其他有创性操作。

（2）败血症的体征可以从细微的、非特异性的到显而易见间变动。对有体征表明可能感染的新生儿使用抗生素是最好的方法。要牢记感染的早期体征可以是细微的、非特异性的，包括：呼吸窘迫、呼吸暂停、不能解释的气促、心动过速或低灌注。

5.2 新生儿感染

婴儿可因细菌、病毒、真菌或其他病原体导致感染。感染可以发生在产前（宫内，称为先天性感染），产时或出生后的第一个72 h（称为早发型败血症），72 h之后（迟发型败血症）。宫内感染，可能是因胎儿咽下或吸入受感染的羊水，因此生后窒息史伴随宫内吸入羊水的可能性对识别宫内感染非常重要。早发型败血症的大部分婴儿在出生后的第24~48 h有感染的症状。

5.2.1 感染的症状体征

败血症的临床症状

感染的婴儿最常见的表现为一定程度的呼吸道疾病。其他可能存在的症状总结如下。

这些症状也可能出现在其他并发疾病中，例如婴儿是由感染以外其他因素导致的休克或者假设这个婴儿代谢有问题，低血糖也可能发生以下症状。

（1）呼吸窘迫

1）气促、鼻翼翕动、呻吟、吸凹

2）呼吸暂停

3）发绀

氧气需求的进展或氧气需求的增加和/或呼吸机的支持

（2）体温不稳定

1）低体温（多见）和高热（少见）

2）持续高热（体温仍然高于某一单一温度）是新生儿败血症的一项特别体征

（3）喂养不耐受

1）胃潴留增加

2）喂养方式不当

3）呕吐

4）腹胀

（4）心血管体征

1）心动过速、心动过缓

2）低血压

3）皮肤花斑、毛细血管充盈时间延长

4）肤色苍白或发灰

（5）神经系统异常表现

1）易激惹

2）嗜睡

3）昏睡

4）肌张力降低

5）抽搐

（6）皮肤异常表现

1）脐炎

2）皮肤水疱

3）软组织肿胀和发红

4）蜂窝织炎

5）皮肤坏疽样改变

5.2.2 可能感染的细菌

B组链球菌（革兰氏阳性杆菌）和大肠杆菌（革兰氏阴性杆菌）是最常见的导致早发型细菌感染的病原体。其他导致早发型和迟发型细菌感染的病原体包括：

（1）革兰氏阳性杆菌

- 凝固酶阴性葡萄球菌、金黄色葡萄球菌、李斯特菌。
- 肺炎链球菌、A组链球菌。

（2）革兰氏阴性杆菌

- 脑膜炎奈瑟氏菌、流感嗜血杆菌、肺炎克雷伯氏菌。
- 铜绿假单胞菌、不动杆菌、枸橼酸杆菌、肠杆菌、黏质沙雷氏菌。
- 变形杆菌。

5.2.3 可能感染的病毒

（1）导致胎儿或者新生儿感染的病毒包括，但并不局限于HSV、HIV、肝炎、CMV、细小病毒和风疹病毒。仔细评估孕妇在妊娠期间的病毒暴露史是非常重要的。妊娠早期的感染可能对胎儿生长和器官发育造成严重后果。在妊娠早期，有病毒暴露史的胎儿有极高的患宫内生长发育限制的风险（小于胎龄儿）和视力、听力、大脑、心脏和或肝脏损害。妊娠晚期、分娩期或产后病毒暴露史可导致表现为腹泻和呕吐的孕妇和家庭成员疾病。采集母亲病史时询问怀孕早期病毒暴露史和兄弟姐妹、其他家庭成员、母亲的近期病毒感染史尤为重要。

（2）单纯疱疹病毒1型或2型可能存在于母亲的生殖道而母亲甚至不知道自己患有此类病毒感染。因此，在采集母亲病史时，这一事实提醒我们，即使母亲否认HSV的现存或过去的感染症状，但仍可能出现HSV感染。同样重要的是询问母亲性伴侣的感染史，如果不是被特别提出的话，母亲可能不愿提供此类信息。严重的新生儿感染更有可能发生在母亲在妊娠晚期感染了HSV，而非其在孕前、怀孕早期HSV感染。

1）在分娩期间暴露于HSV病毒下的婴儿在出生后3~7 d内可能不会出现症状，甚至在10~14 d内也不会出现。

2）体征可能包含皮肤水疱（有时出现）、喂养差、嗜睡、高热、休克，如果是中枢神经系统感染的话则表现为抽搐。

3）如果病史和描述提示HSV感染，在等待血培养或PCR测试结果的时候，应考虑使用阿昔洛韦支持治疗。如果血培养或PCR测试结果显示阴性，可暂停阿昔洛韦治疗。如果母亲有活动性的生殖器和或臀部的疱疹，婴儿处应给与阿昔洛韦治疗。

5.3 实验室评估

5.3.1 转运前

在婴儿转院前必须要做以下的检验项目——4B。

（1）血细胞计数

完整的血细胞计数应包含白细胞计数和血小板计数。

（2）血培养

1）采集血培养及把血注射到培养瓶时使用无菌技术。

2）如果可以的话，每个培养瓶至少收集1mL血。

3）备注：在有氧培养瓶里，当存在一个低细菌计数的败血症时，2~3mL的血液能够增加微生物鉴别的可能性。

4）在使用抗生素之前采集血培养。

（3）血糖

尽早检测并根据高危因素密切关注结果。

（4）血气

如果婴儿有呼吸窘迫或者休克史，这项检查尤为重要。但任何新生儿，只要考虑感染，检测pH和碱缺失就有价值。

5.3.2 转运后要获取的实验室检查

根据婴儿的病史、高危因素、临床表现，额外的实验室检查可作为新生儿重症监护室评估的一部分。这些检查在转运前通常并不是必须要做，除非由转运医师或者在三级医院内进行。

（1）C反应蛋白（CRP）

1）在出生后的最初2d内正常值＜16mg/L，此后是小于10mg/L（大多数实验室）。要注意的是不同的实验室CRP的定量不一。你必须和本院检验科核实后决定新生儿CRP测量的精确参考范围。

2）CRP不穿过胎盘，因此获得的结果反映的是婴儿的水平。

3）CRP是由肝细胞在炎症、感染、创伤或组织坏死的时候产生的蛋白质。因为这个特质，CRP被认为是急性期的反应物质。

4）在细菌感染、脑膜炎、呼吸系统疾病（胎粪吸入综合征、呼吸窘迫综合征、围生期窒息）、术后、负压吸引或产钳分娩、免疫接种后和伴瘀青的情况下，CRP的血液浓度通常会增加。此外，顺产比剖宫产的CRP水平高。因此，CRP水平的升高可以是非特异性的和多因素的。

5）CRP水平通常在炎症和急性组织损伤后的4~8h内升高。但知道它不会立即升高很重要。

6）CRP随着炎症或组织创伤的加重而升高，随着炎症和组织创伤的消退而降低。

7）CRP并不总是升高（即使是已证明的败血症），因此对感染的婴儿是否采取治疗措施的不应仅仅基于CRP的测量。

（2）通过脑脊液评估脑膜炎

1）革兰氏染色和培养。

2）细胞计数。

3）葡萄糖和蛋白浓度。

（3）电解质

评估低钠或高钠血症，低钾或高钾血症；当代酸发生时，计算阴离子间隙，离子钙。

（4）肾功能检查

血尿素氮、肌酐。

（5）肝功能检查

1）肝酶：AST、ALT、GGT。

2）胆红素（结合与未结合）。

3）凝血功能：PT、PTT、纤维蛋白原、D二聚体。

4）镁。

如果母亲在分娩时加用镁。

5.4 CBC演变

白细胞参与保护机体抵微染生物和外来物质的入侵且和红细胞、血小板一起在骨髓中产生。有五种类型白细胞，嗜中性粒细胞、嗜酸性粒细胞、嗜碱性粒细胞、淋巴细胞、单核细胞。嗜中性粒细胞是主要负责杀死和消灭细菌的白细胞。新生儿尤其是早产儿，嗜中性粒细胞发育不成熟，在面对严重的细菌感染时，嗜中性粒细胞可能不具备足够的应对能力。下面主要讨论嗜中性粒细胞及如何计算它的血液浓度。

5.4.1 中性粒细胞的成熟过程

中性粒细胞在骨髓中发育成熟，从原始粒细胞到早幼粒细胞、中幼粒细胞、晚幼粒细胞、带状核中性粒细胞，最终发育成成熟的中性粒细胞。在骨髓中，晚幼粒细胞、带状核中性粒细胞、分裂的中性粒细胞组成中性粒细胞存储池(NSP)。新生儿与成年人相比，每千克体重的中性粒细胞的存储池量非常小，当严重细菌感染时，NSP消耗非常快。在正常的非感染、无应激的情况下，成熟的中性粒细胞从存储池释放到血液中，在血液中，它们每隔一小段时间(6~8h)循环1次，然后它们迁移到组织中大概待24h。因为感染的存在，机体为了加大可循环的中性粒细胞数量，未成熟的中性粒细胞(晚幼和带状核中性粒细胞)也从骨髓中被释放入血。左移指的是血液中未成熟性粒细胞的出现。I/T比值提供了血液中不成熟到成熟中性粒细胞分布的信息。在这一部分的后面我们将讨论I/T比值的定义及如何计算。

5.4.2 绝对中性粒细胞计数

通过CBC评估可能存在的败血症时，了解血液中的中性粒细胞的浓度是有用的。ANC计数将提供此类信息。因为最初的CBC数值可能正常，随后异常，因此，每隔12~24 h监测一次CBC也许有用。因此，应当尽快做出使用抗生素的决定，不能仅仅依靠CBC数值，应基于临床病史、婴儿的症状和体征。

5.5 ANC的计算

5.5.1 为什么计算ANC会有帮助

当评估婴儿潜在的细菌感染时，ANC也许有用。通常，出生后第一天WBC和中性粒细胞计数升高。足月儿的中性粒细胞计数在出生后8 h达到顶峰。因此，嗜中性粒细胞计数的下降，而不是预期的生理性上升，应当引起婴儿可能被感染的怀疑。最令人担忧的是婴儿出生后ANC数值较低，因这表明NSP的消耗或婴儿不能动员足够的中性粒细胞来抵抗细菌感染。对于新生儿来说，NSP的耗尽非常严重。

新生儿在抗感染时消耗中性粒细胞储备，因败血症而死亡的风险最高。应当指出的是，高血压母亲的婴儿与非高血压母亲婴儿相比，其ANC数值更低。在评估ANC结果时，孕产史是重要的考虑因素。其他WBC计数异常的婴儿包括13、18和21三体婴儿。

中性粒细胞计数随着年龄而变化，早产儿ANC低于足月儿，因为他们的循环中性粒细胞浓度低于足月儿。

5.5.2 ANC计算中包含哪些细胞

如前所述，总的WBC计数由嗜中性粒细胞、嗜酸性粒细胞、嗜碱性粒细胞、淋巴细胞、单核细胞组成。当进行ANC计数时，只包含全白细胞计数、成熟及不成熟中性粒细胞。非中性粒细胞类型（嗜酸性粒细胞、嗜碱性粒细胞、淋巴细胞、单核细胞）不在其中。

5.5.3 理解计算方法

嗜中性粒细胞是整个白细胞数量的一部分。例如，中性粒细胞计数35代表35%的白细胞是嗜中性白细胞。带状核计数15代表15%的白细胞是带状核嗜中性白细胞。因此，在这种情况下，50%

的白细胞是主要负责吞噬和杀死细菌的。剩下的50%白细胞是由嗜酸性粒细胞、嗜碱性粒细胞、淋巴细胞、单核细胞组成，参与血液系统的其他功能。

5.5.4 I/T比值

另外一个评估中性粒细胞的计算方式是I/T比值。这个计数将显示从骨髓NSP释放出来的以不成熟细胞形式的循环中性粒细胞的比例。I/T比值对于评估感染存在的风险最敏感。

5.5.5 为什么计算I/T比值有帮助

在血液中出现的大多数中性粒细胞是成熟细胞或分叶核嗜中性粒细胞。当血液中大于20%~25%的中性粒细胞是不成熟中性粒细胞时，应高度怀疑婴儿有细菌感染。

5.5.6 计算I/T比的方法

识别未成熟性粒细胞（晚幼粒细胞和带状核中性粒细胞）的形式，并把它们加起来。把这个数值当作分子。接下来把成熟和不成熟中性粒细胞加起来，并把它的数值当作分母。将未成熟性粒细胞除以总的嗜中性粒细胞计数。

5.6 血小板计数和意义

（1）低水平的血小板计数称为血小板减少症。血小板减少症可能是由于各种病理条件导致的血小板减少或血小板利用增加（破坏）引起的。

1）传染性病因：细菌、真菌、病毒（CMV、HIV、风疹、疱疹）。

2）母亲的身体情况：包括妊娠高血压。

3）母亲主动或被动免疫：同种免疫或自身免疫血小板减少症（特发性血小板减少性紫癜、系统性红斑狼疮）。

4）遗传病因：染色体（13、18、21三体，特纳综合征），家族型血小板减少症或基因MPL、RUNX1、PTPN11的特定突变。

5）其他病因：NEC、血黏度过高、围生期窒息后的DIC、代酸。

血小板减少症传统上被定义为每升血小板计数小于$150 \times 10^9/L$。轻度血小板减少症定义为血小板计数在（100~149）$\times 10^9/L$；中度血小板减少症定义为血小板计数在（50~100）$\times 10^9/L$；重度血小板减少症指血小板计数小于$50 \times 10^9/L$。按照新的参考范围血小板计数随着孕周增加而增加。小于32周婴儿的血小板计数第五个百分点是$104 \times 10^9/L$；对于晚期早产儿、足月儿来说，$123 \times 10^9/L$。因此，传统将血小板计数小于$150 \times 10^9/L$定义为血小板减少症比目前的数据显示有更高的价值。以前被认为患有轻度血小板减少症的新生儿，他们的血小板计数在（100~149）$\times 10^9/L$，恰好在此参考范围内，因此不应认为血小板减少。

（2）应该关心哪些数值

1）血小板计数低于$100 \times 10^9/L$是不正常的，需要重新评估，尤其是数值有向下趋势。此外，应检查婴儿是否有出血的体征、穿刺点渗出、瘀青、瘀斑、胃肠道出血等。如果有任何这些迹象，请咨询三级中心。

2）新生儿血小板计数小于$50 \times 10^9/L$称为“严重”血小板减少症，提示出血的风险增加。如果新生儿血小板计数小于$50 \times 10^9/L$但无瘀斑，无出血迹象，可考虑重新检测以确保数值正确（即没有血小板结块）。如上所述，如果出现任何出血迹象，应评估原因，请向三级医疗中心咨询。

3）血小板计数低于$25 \times 10^9/L$处于很危险的低水平。请咨询三级医疗中心协助诊断原因并处理此问题。如上所述，评估出血迹象，并准备遵医嘱进行血小板输注。

参考文献

［1］Ferrieri P, Wallen LD. Neonatal Bacterial Sepsis. In Gleason CA. Devaskar SU,eds. Avery's Diseases of the newborn. 9th ed. Philadelphia: Elsevier Saunders;2012: 538–550.

［2］Edwards MS. Postnatal Bacterial infections. In: Martin RJ, Fanaroff AA, Walsh MC, eds. Fanaroff and Martin's Neonatal–Perinatal Medicine: Diseases of the Fetus and Infant. 9th ed. St. Louis: Elsevier Mosby;2011: 793–829.

［3］Polin RA. Management of neonates with suspected or proven early–onset bacterial sepsis. Pediatrics 2012;129: 1006–1015.

［4］Verani JR, Mc Gee L, Schrag SJ. Prevention of perinatal group B streptococcal disease–revised guidelines from CDC,2010. MMWR Recomm Rep 2010;59:1–36.

［5］Tita AT, Andrews WW. Diagnosis and management of clinical chorioamnionitis. Clin Perinatol 2010;37:339–354.

［6］Venkatesh MP, Adams KM, Weisman LE. Infection in the Neonate. In: Gardner SL, Carter BS, Enzman–Hines M, Hernandez JA, eds.Merenstein & Gardner's Handbook of Neonatal Intensive Care. 7th ed.St. Louis : Mosby Elsebier; 2011:553–580.

［7］Burchett SK. Viral Infections. In: Cloherty JP, Eichenwald EC, Hansen AR, Stark AR, eds. Manual of Neonatal Care.7th ed. Philadelphia : Lippincott, Williams & Wilkins. 2012:588–623.

［8］Puopolo K. Bacterial and Fungal Infections. In: Cloherty

JP, Eichenwald EC, Hansen AR, Stark AR, eds.Manual of neonatal care. 7th ed. Philadelphia : Wolters Kluwer / Lippincott Williams & Wilkins; 2012: 624–655.

[9] Hornik CP, Benjamin DK, Becker KC, et al. Use of the Complete Blood Cell Count in Early–onset Neonatal Sepsis. Pediatr Infect Dis J 2012;31: 799–802.

[10] Eichenwald EC. Care of the Extremely Low–Birthweight Infant. In:Gleason CA, Devaskar SU, eds. Avery's Disease of the newborn. 9th ed. Philadelphia :Elsevier Saunders;2012: 390–404.

[11] Hornik CP, Benjamin DK, Becker KC, et al. Use of the Complete Blood Cell Count in Late–onset Neonatal sepsis. Pediatr Infect Dis J 2012;31:803–807.

[12] Schliss MR, Patterson JC. Viral Infections of the Fetus and Newborn and Human Immunodeficiency Virus Infection During Pregnancy. In: Gleason CA, Devaskar SU, eds. Avery's Diseases of the Newborn 9th ed. Philadelphia: Elsevier Saunders; 2012: 468–512.

[13] Anderson BL, Gonik B. Perinatal Infections. In: Martin RJ, Fanaroff AA, Walsh MC, eds. Fanaroff and Martin's Neonatal–Perinatal Medicine: Diseases of the Fetus and Infant. 9th ed. St. Louis: Elsevier Mosby; 2011: 399–422.

[14] Kapur R, Yoder MC, Polin RA. Developmental Immunology. In: Martin RJ, Fanaroff AA, Walsh MC, eds. Fanaroff and Martin's Neonatal–Perinatal Medicine: Diseases of the Fetus and Infant. 9th ed. St. Louis: Elsevier Mosby;2011: 761–793.

[15] Puopolo KM. Bacterial and Fungal infections. In: Cloherty JP, Eichenwald EC, Hansen AR, Stark AR, eds. Manual

of Neonatal Care. 7th ed. Philadelphia: Lipincott, Willams & Wilkins;2012: 624–655.

[16] Douma CE, Schonen, Gardner J. Common Neonatal Intensive Care Unit (NICU) Medication Guidelines. In: Cloherty JP, Eichenwald EC, Hansen AR, Stark AR, eds. Manual of Neonatal Care. 7th ed. Philadelphia: Lipincott, Willams & Wilkins;2012: 886–931.

[17] Sheffield MJ, Lambert DK,Hnery E, Christensen RD. Effect of ampicillin on the bleeding time of neonatal intensive care unit patients. J Perinatol 2010;30: 527–530.

[18] Sheffield MJ, Lambert DK,Baer VL, et al. Effect of ampicillin on bleeding time in very low birth–weight neonates during the first week after birth. J Perinatol 2010;31: 477–480.

第6部分　家庭支持

学习目标

1. 当婴儿需要转运或住在新生儿重症监护病房时，其家庭经历危机。

2. 医疗服务提供者可以为患病婴儿的父母提供支持方式。

3. 新生儿健康提供者在NICU可使用的促进亲子交流的方法。

6.1 家庭支持——概述

当新生儿或婴儿早产或生病时，父母会经历一场复杂的危机。当护理人员意识到每个家庭都有一个独特的且可能复杂的病史以及不同的文化背景对分娩的影响时，这是很有帮助的。父母的反应有时很难解释，而且应对方式也不同，从父母那也可以看到其对婴儿的反应也不一样。重要的是要以一种不带偏见的方式对待家庭，并在必要时提供支持。

婴儿生病和/或早产的时候，父母可能会感到内疚、愤怒、怀疑、悲伤、失败感、无力感、恐惧、指责、不确定性和抑郁。然而，通常情况下，在婴儿患病初期，父母可能不会表达任何特定的情感，但可能会显得“迟钝”。他们可能不知道要问什么问题，或者在他们没有预料到、没准备好的情况下应该怎么做。在这种情况下，母亲感受到最强烈的情绪就是负罪感和责任感。如果可以的话，提供支持和帮助来帮助家庭应对这场危机和走出悲痛。帮助父母了解他们宝宝的病情并让他们参与做决定，这是至关重要的。

6.2 当婴儿需要转运时，给予理解和支持

6.2.1 最初的稳定期

在产院，护士就应对家属提供支持。以下是指导建议。

（1）如果母亲独自一人，询问她怎样可以给她提供情感支持，鼓励她打电话或者允许你打电话给她认识的人：朋友和其他家庭成员。

（2）如果母亲病情允许，把其带至婴儿病房，这样在转运团队到来之前，她可以和宝宝待在一起。鼓励母亲和宝宝说话，抚摸宝宝。如果母亲的病情不允许她去到宝宝床边，转运团队习惯上会在离开之前将宝宝带至母亲身边，让他们有一短暂的接触。至少有一名护理人员陪着转运团队去到母亲的房间，这是很有帮助的。当转运团队离开之后，护士可以回答任何问题来帮助母亲了解宝宝的情况以及接下来可能会发生什么。应当鼓励父亲或母亲在转运之前尽可能地和宝宝待在一起。允许和鼓励他们给宝宝拍照片或者录像，这样在母亲和宝宝分开的过程中，对母亲有所安慰。

（3）虽然镇痛剂对母亲产后护理很重要，它们可能干扰母亲记住和宝宝待在一起的时光的能力。因此，如果你向母亲解释这一情况，她可能会同意最好在和宝宝接触之后使用镇痛剂。母亲会感激你。

（4）问父母是否已经给宝宝起名字，如果是的话，叫宝宝的名字。

（5）在某些文化里，宝宝出生后一段时间内，仍不会被起名字。名字的选择和何时起名字因文化的不同而不同，尊重文化差异。

（6）当提到某一婴儿时使用正确的性别。

（7）当提到某一婴儿时使用“你的儿子”或者“你的女儿”之类的称呼，这样有助于父母确立亲子关系。

6.2.2 当转运团队到达时

（1）与转运团队一起到母亲的房间，了解婴儿的病情和介绍可能的医疗方案。

（2）在婴儿转运前和转运后，观察父母的反应，以便进行相应的干预和协商。

（3）通常情况下，这种情况对父母来说十分重要。因为信息量太大，家长们可能很难记住所解释的病情。帮助父母理解信息；如果他们有问题，并应意识到解释容易误解，需要耐心地重复解释。

（4）建议父母将他们想到的问题写下来。当与婴儿健康提供者交谈时，他们通常很难记住问题和信息。

（5）大多数父母在医疗方面的知识是有限的，许多父母先前没有照顾患病新生儿的经验。给予通俗但精确的解释。在可能的情况下提供插图和书面材料。

（6）注意阅读的局限性，如果发现这个问题，提供适当的替代资源。

（7）如果存在语言障碍，请避免让家人和朋友进行解释。宁愿让有医学背景的人进行翻译，或使用类似于“语言专线”之类的电话翻译服务，这同样适用于NICU。

（8）尽管这对家庭来说是一段非常艰难的经历，但要恭喜父母其宝宝的出生。祖父母常在这里，但却被忽视；他们也应接受孙辈出生的祝贺。通常祖父母们不仅为他们的孙辈还为自己的子女感到悲伤。当条件可以时，和父母、祖父母讨论其感受和担忧，首先要与父母讨论他们的感受。隐私法必须在任何时候都遵守，因此，除非父母允许，不要与父母以外的人讨论宝宝的病情。

（9）与父母交流可以包括对婴儿的身体特征的评论。例如，如果婴儿营养良好，告诉父母婴儿有多好和多大，并赞美母亲的这一成就。其他的例子可能是注意到满头的头发，或者漂亮的小脸蛋，或者

长脚趾。当你直接关注婴儿的细节时，对婴儿的喜爱就会增强。

（10）如果你是产后护士，尽量在婴儿转运之前到看护室里看看婴儿。如果婴儿已经离开，问问父母他们是否有你可以看的宝宝的照片。这表明你对他们的情况感兴趣，这也许将为与他们沟通关于宝宝的病情打开大门。

（11）通常转运团队会提供关于宝宝即将转运到的医院及NICU的位置及主管医生和护士的名字。这对父母很有帮助，因为他们通常害怕与宝宝分离，他们需要知道谁在照顾他们的宝宝。

6.3 婴儿转运后对家庭的照顾

6.3.1 在产院

（1）如果婴儿病情危重，可以的话，打电话给即将照顾宝宝的重症监护护士并要求如果家庭得到“坏消息”，你或接生婴儿的医生也应被告知，这样你能提供更高水平的支持。如果母亲在悲伤的消息传来时独自一人，这将对她尤其有帮助。

（2）调查父母的感受和应对方法。如果父母表达了极度的恐惧或焦虑，让他们放心，你可以帮助他们获得和解释信息。如果父母似乎在否认或异常冷静，不要惊讶，有时候，现实会慢慢渗入，每个家庭中的每个人都有自己的应对危机的方法。也许这个家庭没有被告知说他们的宝宝会健康正常。作为护理人员，我们可能只会对父母的情绪和应对方式有些许的了解。然而，重要的是要告知医院NICU的工作人员，你了解到的新信息可能与婴儿和家庭的持续护理有关。

（3）询问母亲是否计划进行母乳喂养和鉴于目前的危机遭遇，她是否感到矛盾。大多数情况下，最好鼓励母亲泵奶，而不是等待。早期泵奶有助于建立她的母乳供给，从长远来看，这样母亲会比较不那么容易感到沮丧。大多数母亲感到给宝宝提供母乳是一个显著的促进宝宝康复的方法，这使她们感到安心。如果对最好的喂养方式即母乳喂养有疑问，请咨询NICU的护理人员。

（4）一旦婴儿被转运，父母可能需要帮助，打电话给新生儿重症监护病房沟通婴儿的状况。在需要的时候，多与新生儿重症监护病房的护士和/或医生的沟通。

6.3.2 在新生儿重症监护病房

（1）成年人习惯于掌控自己的生活。但是宝宝住进NICU这种情况使他们失去了控制。他们不能像他们梦想的那样“养育”他们

的孩子。根据婴儿的健康状况，父母可能无法在未经允许的情况下做很多或任何正常的“育儿”活动，例如，抱着或给宝宝喂奶，或换尿布。通过意识到这些感受，医疗保健提供者会更好地理解家庭遭遇，尤其是当他们对医疗服务提供者或处境感到愤怒时。

（2）在新生儿重症监护室里，通过让父母参与婴儿的护理和医疗决策，促进育儿。帮助家庭了解在NICU内部有许多支持团体，如父母和兄弟姐妹支持团体、母乳喂养支持、社会工作者支持、如果必要的话，悲伤支持团体。

（3）认识到男人和女人在面对压力和疾病时，可能会有不同的反应和处理方式。父亲可能会发现很难权衡照顾母亲的压力、与婴儿相处的时间、照顾家里的其他孩子以及工作的义务。他们不能像母亲那样公开地表达自己的想法和感受。通常情况下，家人和朋友会聚集到母亲身边，而父亲则独自一人，不受支持。

（4）鼓励父母经常互相沟通有关他们的压力、宝宝及情感。

（5）这是他们的婴儿，不是我们的。当我们作为医疗保健提供者，把一个婴儿称为“我的宝宝”，我们意指“我的婴儿”；然而，父母可能不明白这是我们的意思。建议用名字来称呼宝宝。

（6）用简单、准确、诚实的术语解释婴儿的情况。使解释和护理计划保持一致。很多时候，家长们抱怨说“每个人都在讲不同的事情”，似乎没有人同意“护理计划”。鼓励父母参与查房，这样他们可能会听到讨论内容，也可能会更好地参与决策。与医疗团队的其他成员在护理计划上进行合作是很重要的，如果他们听到了相互矛盾的信息，就鼓励他们大声说出自己的想法。

（7）如果存在语言障碍，请避免让家人和朋友进行解释。建议，让有医学背景的人进行翻译，或使用类似于“语言专线”之类的电话翻译服务。

（8）在任何时候都要支持、不评判和关注文化敏感。

6.4 为婴儿及其父母提供促进其关系的护理

对危重的新生儿和他们的父母的关系护理是一种全面、温和、发展支持的保健哲学。重症监护可以造成身体和精神上的困苦，但当医护人员专注于提供敏感的、支持性的护理时，婴儿受到保护而不是过度刺激，家长们感到受尊重，而不是被忽视。专业技术是至关重要的，在关系方面的技术专长构成了优质卫生保健的基石。

6.4.1 对宝宝来说

作为一名护士，你的技术专长可以挽救生命，你的人际关系专业知识有助于提高这些人的生活质量。人际关系专业技能是你对婴儿独特需求的适应能力和反应能力，不仅仅是医疗干预，还有抚慰和安慰。当你提供精细的医疗服务时，反思你如何执行精细的医疗操作。你是否发现你忽略了婴儿的痛苦，或者你努力去预防、减少和消除它?当你只专注于尽快有效地执行医疗程序的技术方面时，你可能会加重婴儿的压力水平。“有压力但快速”对你来说似乎是有效和必要的，但对婴儿来说，它可能会引起激素和新陈代谢后遗症的连锁反应，这些后遗症对医疗稳定没有帮助，也不助于恢复和治愈。即使是简单的或常规的护理任务，如换尿布、扎足跟，或输液管路的调整，也会给婴儿或早产儿造成不必要的压力，当对婴儿进行侵入性的操作时，会对婴儿造成一种难以恢复的巨大压力反应。

与此相反，即使是在医疗危机期间，通过感受和应对婴儿的细微紧张症状，你可以用培养的心态来照顾婴儿。根据婴儿独特的敏感值和阈值，你可以缓和或规避婴儿的痛苦：

- 温柔地抚摸；
- 戴耳罩来阻挡尖锐或者响亮的声音；
- 柔和舒缓的声音；
- 温暖的包被；

- 相同的频率；
- 发育支持性体位；
- 合理作息；
- 足够的镇痛剂；
- 避光。

你们的关系，无论多么短暂，每个婴儿都能让你对不舒服和平静的迹象进行调整，并对他或她独特的暗示、喜好、容忍程度和需求做出反应。在过去的十几年里，一些研究提供了临床证据，证明这种基于关系的护理(也被称为个性化的发育护理)可能会改善NICU婴儿的生长、康复和长期预后。

还有一件事可以减轻婴儿的痛苦，这也许是最重要的一件事——父母。事实上，让父母参与他们的婴儿护理是为婴儿提供基于关系的护理的一个重要组成部分。父母的触摸和抚慰可以促进宝宝的体重增加，温度维持，和氧饱和度。让父母和宝宝待在一起，父母的身份，参与、信心、能力和情感控制有助于促进其亲密关系。袋鼠式护理(把婴儿放在父母裸露的前胸上)和母乳喂养让父母感到他们对宝宝的恢复有多么的必要。积极的和含蓄的鼓励支持，亲密接触是为婴儿和父母提供基于关系的护理的中心。

6.4.2 对父母来说

就像重症监护会给婴儿带来压力一样，对父母来说也一样。当早产儿和生病的婴儿第一次进入NICU，父母会感到无助和无能，直到他们的婴儿的护理移交给医护人员。住院和危重的病情是难以克服的心理障碍。父母感觉到痛苦、不知所措、迷失方向、恐惧、不确定如何接近他们的宝宝是正常的。

6.5 如何有效地让婴儿的家长参与到照顾中?

正如你和每个孩子的关系使你能够参与、面对各种方式促进其康复、成长和发育,你和每个孩子的父母的关系是你支持他们的原因,使他们成长为孩子的母亲或父亲。事实上,你对父母的态度和他们对孩子的投入是他们在NICU内外作为父母成功的关键。努力与父母建立关系时,这里有一些提示。

假设即使父母有时可能是情感迟钝或不知所措,但要相信他们能够胜任照顾他们的宝宝;他们可以适应形势,应对自己的悲伤;以及学习照顾技能满足他们的婴儿的特殊需要。

(1)当你和父母建立起融洽的关系时,你可以支持他们,建立他们对你的信任,提高你的教学和护理技能。

(2)你对孩子高效、温柔的护理让父母安心,因为你的责任心强化了他们自己的养育本能,并让他们觉得把宝宝给你照顾感到安心。

(3)试图达到一种协作的精神,欢迎家长成为他们照顾孩子的中心成员。

(4)不要把父母看成是"访客",把他们当成是孩子的父母。

(5)当你与他们的孩子合拍时,分享你所观察到的,并询问他们的观察和想法。

(6)为他们的育儿能力腾出空间,并帮助他们高效成长,成为有能力的决策者,以及对他们的孩子有信心的照顾者。

(7)当你为父母与孩子的关系提供便利时,你就在强化他们的照顾能力、协调能力和信心,这为他们在出院后成功地过渡到家庭提供了基础。

就像对宝宝来说,基于关系的照顾是一个框架和哲学,教你如何与家庭打交道。再强调一次,这是你建立的关系——婴儿和父母的关系,同时你也在提供个性化的护理促进生长、健康和发育。你的目标不仅仅是让一个健康的婴儿出院,而是把一个健康的宝宝交给父母,并让他们感到他们能够胜任照顾宝宝的工作。

参考文献

[1] Siegel R. Gardner SL, Dickey LA. Families in Crisis: Theoretical and Practical Considerations. In Gardner SL, Carter BS. Enzman Hines M, Hemandez JA. Eds. Merenstein & Gardner's Handbook of Neonatal Intensive Care. 7th Ed. St. Louis : Mosby Elsevier; 2011: 849–897.

[2] Klaus MH. Kennell JH. Edwards WH. Care of the Mother, Father, and Infant, In: Martin RJ, Fanaroff AA, Walsh MC,eds. Fanaroff and Martin's Neonatal–Perinatal Medicine: Disease of the Fetus and Infant. 9th ed. St Louis :Elsevier Mosby; 2011: 615–627.

[3] Aita M, Snider L. The art of developmental care in the NICU: a concept analysis. J adv Nurs 2003; 41:223–232.

[4] Als H, Duffy FH, McAnulty GB. Effectiveness of individualized neurodevelopmental care in the newborn intensive care unit(NICU). Acta Paediatr Suppl 1996; 416: 21–30.

[5] Byers JF. Components of developmental care and evidence for their use in NICU. MCN Am J Matern Child Nurs 2003; 28:174–80; quiz 81–82.

[6] Kledzik T. Holding the very low birth weight infant: skin–to–skin techniques, Neonatal Netw 2005; 24: 7–14.

[7] Lawhon G, Facilitation of parenting the premature infant within the newborn intensive care unit. J Perinat Neonatal Nurs 2002; 16:71–82.

[8] Maroney DI. Recognizing the potential effect of stress and trauma on premature infants in the NICU: How are outcomes

affected? J Perinatol 2003; 32:679–683.

[9] Robison LD. An organizational guide for an effective developmental program in the NICU. J Obstet Gynecol Neonatal Nurs 2003; 32: 379–386.

[10] Spatz DL. Ten steps for prompting and protecting breastfeeding for vulnerable infants. J Pediatr Neonatal Nurs 2004; 18: 385–386.

[11] White RD. Mothers' arms–the past and future locus of neonatal care? Clin Perinatol 2004;31: 383–387,ix.

第7部分　质量改进

学习目标

1. 关于婴儿安全的问题、减少医疗事故和预防不良事件的方法。
2. 有效沟通和团队合作的重要性以预防伤害和促进患儿安全。
3. 基于模拟的教育是促进患儿安全的一项策略。
4. 自我评估和在复苏后、转运前提供护理总结的重要性。

7.1 质量改进——概述

一个统一的、标准化的护理过程和综合的团队方法可以促进婴儿的安全，最终是婴儿的预后。六个STABLE你刚刚完成的单元集中于评估婴儿的病史、体征、实验室检测结果，并制定一个护理团队计划。重要的是要记住，对婴儿的护理需要持续的重新评估，因为婴儿的状态变化很快。该计划的目标是提供重要的、循证信息，可用于以最安全的方式促进危重婴儿的优质护理。

已知的减少错误的机制包括标准化的护理程序，避免对记忆的依赖，以及用清晰、直接的方式进行交流。处境、背景、评估、推荐（SBAR）形式的结构化策略用于减少潜在的因误解或信息缺乏导致的错误。SBAR技术也实现了一个重要的目标，就是根据婴儿的病情进行标准化沟通。SBAR来源于军队，它的设计目的是让人们能够快速地向领导人传达关键信息。下表是SBAR包含的重要内容。STABLE计划增加了一个额外的"R"来表示重复医嘱或医生赞同的护理计划。

处境（Situation）：入院诊断或病因、年龄、体重、性别、简洁的病史摘要、症状、体征

背景（Background）：生命体征、实验室检查–正常和重要的发现、给予的治疗和药物，之前的医嘱、进行检测及已知和正在等待的结果、静脉情况及液体量、母亲病史、其他与当前疾病有关的信息

评估（Assessment）：呼吸、神经、心血管、GI/GU、内分泌/实验室检测、感染、家庭心理社会学、管路、其他与当前疾病有关的系统

推荐（Recommendation）：总体印象和或担忧（具体的）、当护理计划改变或需要新医嘱时，提供建议、确定护理计划、医生或HCP希望什么时候随访、HCP希望得知什么样的变化、如果你想要医生来到床边，表明请求并询问何时来

阅读（Read）：阅读所有口头医嘱并复述保证理解正确

7.2　团队合作和团队训练的重要性

促进婴儿健康和减少错误和不良事件是每个参与医疗保健的人的目标。实现这个目标的一些建议包括:知道如何调用“命令链”;使用简单的、不含糊的交谈;标准化的护理程序,用知识、设备和技能来准备可能出现的情形;再次评估。

7.2.1　沟通

书面和口头交流必须清晰、明确和及时。当一个口头医嘱被下达时,应该与下医嘱者重复以确保它被正确地听到。一个书面医嘱应该是清晰的,不应该包括医学缩写,因为可能很容易被误解为其他单词。在美国,医院认证机构。联合委员会公布了93例婴儿死亡和16例永久性残疾的警戒事件报道。沟通问题在确定的根本原因(72%)列表中排第一,55%的机构认为组织文化是有效沟通和团队合作的障碍联合委员会确定了许多降低风险的策略,其中包括在围产期进行团队训练,指导工作人员一起工作和更有效地交流。

7.2.2　指挥链

每个医疗机构都有一个“指挥链”或“沟通链”,以帮助员工解决纠纷和保护病人。这条链的设计目的是在一个部门或设施中识别具有更高权力的人员。谁能帮助解决问题。例如,一个关心医嘱的护士会先和医生表达她的担忧,如果她不满意答复,觉得执行这个命令对婴儿没有最大的好处,她就可以和主管护士讨论她问题。主管护士可以帮助她与医生讨论这个问题,如果都不满意,问题有待解决,主管护士可以通知护士长,护士长可以告知医务主任,沿着指挥链上行,直到争执圆满地解决了。知道如何进入指挥链、包括知道什么时候调用它,这条链的权威,按步骤前行。大多数医院都有你应该熟悉的安全措施,例如,安全查房、安全委员会、匿名报告电话线路或

匿名电子报告(关注点),如果你担心讨论内容,质量部门人员可提供私人咨询。

7.2.3 模拟训练:为出现的状况做好准备

新生儿学和新生儿护理是一个动态的、不断变化的领域。近年来最新最令人兴奋的变化是将模拟教育纳入新生儿训练。虽然与以授课为基础的教育相比,要完成它更复杂和昂贵,但模拟训练让专业人员包括护士、医生、呼吸治疗师、执业护士、助理护士和其他专职医疗人员得到综合实践的认知、技术和行为技能的练习。基于模拟的教育为改善患者的安全提供了宝贵的机会。通过模拟真实的临床场景,参与者将在压力下面临动态决策的挑战,直接感受交流的作用和团队成员在患者护理、愈后间的互动,理解在紧急情况下选择和正确使用资源和信息的挑战。

模拟训练中最有价值的一个方面是在每个临床场景中,参与者都有机会对其进行总结。在总结过程中,参与者分析、讨论和搞清刚刚发生的事情。对总结者来说很重要,在模拟方法和总结中寻求培训,由于糟糕模拟经历的影响,或没有进行总结,会削弱模拟经历的预期效果,甚至可能对参与者不利。

通常,对在模拟实验室里面发生的事情保密。这样可以让参与者在没有对婴儿造成伤害的情况下从容犯错,并从中吸取教训。与成功相比,我们从错误中学到更多。模拟训练是学习和进行团队合作的一种强有力的方式,当运用在临床领域时它将改善婴儿的护理和安全。

7.3 不良事件中的人为因素

众所周知，人为因素在不良事件的发生中起重要作用，包括：

■ 缺乏有效的领导。

■ 缺乏有效的团队合作，如个人独自工作，没有协调。

■ 使用层次化的沟通方法，削弱了缺乏经验或缺乏自信的员工的功绩。

如果像模拟训练那样的教育方式要成功的化，必须考虑人为因素。患者的平稳需要所有相关人员的尊重和合作。越来越多的证据表明，体谅压力状态下人的行为有助于做出进一步改进。

稳定照护模拟训练的目的是：

（1）为专业护理人员提供对复苏后护理原则的理解

（2）在做临床决策的同时，在紧急情况下管理挑战性行为和技术组成部分

（3）有机会进行现实的团队互动，最终当面对紧急情况时，能够增进对其他训练观点和信息的理解

稳定照护模拟训练的最终目的是改善婴儿的护理和安全。模拟是一个绝佳的机会，在安全的模拟环境下可以学习理论和实践。此外，基于现实场景的开发促进了团队合作和沟通技巧的进一步发展。这种通过模拟训练的动态学习方式将转化为当面对具有挑战性的临床紧急情况时更有效的处理方法。

7.4 再评估、总结

护理评估是改善护理和婴儿安全的重要方面。在具体情况下制定改善护理的策略包括寻找不充分护理的原因及所犯的错误类型。这一过程包括病史回顾，在总结讨论中应包含分娩团队的所有成员，必要时咨询新生儿科专家。稳定照护病例回顾适用于以下情形。

（1）婴儿理应健康，但意外患病，需要转运。

（2）分娩过程中护理差错发生（错误的定义是使用错误的计划来实现目标或计划的失败）。

（3）已识别的一项可预防的不良事件（这被定义为由医疗和或护理管理所引起的伤害而不是潜在的疾病）。

（4）当患者的病情比预期加重时，或其他非预期事件的发生包括并发症延长了住院时间，应当回顾其护理。

此外，其他情形也许会出现需要回顾婴儿的护理。

当一个婴儿需要被转运时，在转运前对护理进行全面评估是有帮助的。此外，如果婴儿的照顾者也参与其中，那最有效。

7.5 评估稳定照护时需要反思的问题

（1）婴儿病情平稳吗？

（2）我们有没有稳定患儿的能力？

缺乏设备和使用设备的相关知识、必要人员的缺乏、培训不足、经验能力不足、指导护理的流程不够。

（3）我们作为一个团队表现如何？

（4）我们能做些什么来改进我们的表现？

（5）我们有提供安全的护理吗？

（6）我们能识别可预防的差错和不良事件吗？

（7）患儿愈合怎么样？

问问你和你的团队是否可以做的不同或者更好，这将有助于讨论当下次婴儿生病或者是需要被转运至NICU时如何改善其护理。此外，这个重要的回顾过程有助于识别模拟教育活动，这个活动可能有助于为未来的类似事件做准备。

笔 记

笔 记

笔 记

笔 记

笔 记

笔 记

笔 记

1.1 血糖——概述

1.1.1 大部分需要转运的婴儿病情太重不能耐受经口喂养

当婴儿病情危重时，应该停止奶瓶喂养、母乳喂养以及管饲喂养，危重新生儿通常呼吸窘迫，这可能会增加胃内容物吸入肺内的风险，如果危重儿呼吸很快或者呼吸劳累时吸吮、吞咽和呼吸更加不协调。另外，一些疾病例如感染，可能因为肠蠕动减慢导致胃排空延迟，胃内容物可能反流到食管并吸入肺内，如果婴儿在出生时或出生后经历低血氧水平和低血压，流至小肠的血可能减少，导致小肠对缺血损伤更敏感。

1.1.2 通过静脉输注葡萄糖

通过输注含有葡萄糖的静脉液体给危重婴儿提供能量支持，葡萄糖是人体的主要燃料，新生儿大脑需要持续稳定地供应葡萄糖来维持功能的正常。一旦确定新生儿是危重的，应该立即开始通过静脉输注葡萄糖，最好的外周静脉留置部位是手、脚，头皮静脉作为最后的选择，有时置入导管很困难，尤其是婴儿处于休克状态或者照护者技术不够时，如果置入外周静脉困难，可以使用脐静脉输给液体和药物，脐静脉在出生后1周内通常都可以置管。

临床小贴士：如果置入外周静脉困难，考虑放置脐静脉导管，所有危重新生儿都可以优先考虑脐静脉置管。

当使用脐静脉导管输液时，肝素（0.5~1 U/mL液体）加入到静脉液体中减少导管末端或中心静脉里面血栓的形成。

第1部分　血糖和安全照护

学习目标

1. 提供安全照护。
2. 发生低血糖的高危因素，尤其是早产儿、小于胎龄儿以及糖尿病母亲婴儿。
3. 有氧和无氧代谢的生理基础。
4. 监测低血糖的表现。
5. 如何开始为危重儿提供液体治疗。
6. 静脉输糖治疗低血糖的原则，治疗后的再评估。
7. 安全使用脐静脉、动脉导管。

提供安全的照护

所有的人都希望在医院医务人员治疗的每时每刻都是安全的，母婴照护团队必须随时准备救治非预期的危重或者早产儿，这需要做好充分的准备，包括对人员的教育、技能培训，正确使用仪器，知道如何解决问题。

应用规范、指南中的标准措施来提高婴儿安全，避免过于依赖记忆，新生儿很脆弱，需要很多的技术、药物治疗和操作——所有这些都会增加错误发生的风险，出生后最初几个小时和几天内的措施会引起各种短期和长期的后果。精确的诊断、监测、沟通都有助于保证婴儿的安全，改善结果。

稳定照护的最高目标是提供安全、高质量的照护。